# 社会認知ならびに対人関係の
# トレーニング（SCIT）
# 治療マニュアル

著
デイビッド・ロバーツ
デイビッド・ペン
デニス・コームズ

監訳
中込　和幸
兼子　幸一
最上多美子

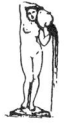

星 和 書 店

*Seiwa Shoten Publishers*

2-5 Kamitakaido 1-Chome
Suginamiku Tokyo 168-0074, Japan

# Social Cognition and Interaction Training (SCIT)

## Treatment Manual

*by*

*David L. Roberts, M.A.*
*David L. Penn, Ph.D.*
*Dennis R. Combs, Ph.D.*

*Translated from English*

*by*
*Kazuyuki Nakagome, M.D.*
*Koich Kaneko, M.D.*
*Tamiko Mogami, Ph.D.*

English Edition Copyright © 2009 by David L. Roberts, David L. Penn, & Dennis R. Combs
*Japanese Edition Copyright © 2011 by Seiwa Shoten Publishers, Tokyo*

# 監訳者序文

　統合失調症を持つ患者さんが社会生活を営むうえでの困難さは、認知機能障害に負うところが大きいことは、すでに広く知られていることである。統合失調症における認知機能障害としては、記憶、注意、問題解決能力を含むいわゆる神経認知機能の障害がよく指摘される。一方、統合失調症を持つ患者にみられる日常生活における困難さは、適切な対人関係を維持する難しさに由来する場合が少なくない。たとえば、統合失調症を持つ患者さんが、仕事が長続きせず、職場を転々とする場合、仕事の遂行自体の難しさよりむしろ対人関係におけるトラブル（他者に対して被害的になりやすい、他者の言動が気になってしかたがなく疲れてしまう、など）による場合が多い。対人関係を円滑に進めるためには、もちろん神経認知機能も重要であるが、それとは別の側面を持つ「認知機能」、いわゆる社会認知機能が必要となる。社会認知とは、他者の意図や感情を読む能力（「心の理論」）を含む、対人コミュニケーションを支えるさまざまな精神機能を指す。

　社会認知機能は神経認知機能以上に薬物の効果を期待しにくい領域でもある。もちろん、オキシトシンなど一部の物質の効果が期待されてはいるが、社会認知機能全般にわたって有効性が認められるかについては疑わしい。そういう意味では、幅広い領域にわたって社会認知機能の問題を取り上げる心理社会的アプローチであるSCITに対する期待は大きい。社会認知機能障害の改善を目指している、その他のさまざまな心理社会的アプローチの多くが社会認知機能の一部のみを扱っている場合が多いのに対して、SCITは感情認知、原因帰属様式、結論への飛躍、心の理論、といった複数の領域を治療対象としている点が特徴的である。その有効性については、海外ですでにいくつかのトライアルにおいて実証されつつある。

　本マニュアルには、いくつか特徴がある。簡単に触れておきたい。テキストのほかに付属DVD（「SCITビデオ場面」）、CD-ROMがついているが、「SCITビデオ場面」は多様な社会場面における人のやりとりを録画したものであり、登場人物はさまざまな場面で感情的な反応を示すが、不十分な根拠から感情的になる場合もあれば、逆に感情的になることが自然であるような場面も用意されており、SCITのセッションの中で話し合うための題材として用いられる。

　CD-ROMのうち「SCIT写真」では、ある社会的場面の中での登場人物の感情を同定し、そこで何が起きているかを推測させる。その推測の内容と事実を照合することによって、両者の違いを認識できるようになることを目指している。「他者の感情を推測する」、「注意の方向づけプログラム」は表情を読み取るトレーニングに用いられるが、とくに後者は

顔の中央部分に印をつけて、そこに注意を向けると表情が読み取りやすくなることを学習できるようになっている。「表情変化過程」では、無表情からある感情を表す表情へと徐々に変化する過程を数枚の写真によって示しており、微妙な表情を推測する際に新たな情報を取り入れながら、柔軟に推測を更新することを学ぶ。

SCITは、米国のデビッド・ペン氏らが開発したプログラムである。私は、ニューヨークで開催された認知矯正療法の研究会のワークショップではじめてSCITに触れる機会を得た。その時は、ペン氏の教え子にあたるデビッド・ロバーツ氏が講師で、参加者と相互作用的なセッションを展開しており、その雰囲気の楽しさやわかりやすさが大変印象的であった。帰国後、早速ペン氏に連絡をとり、日本でワークショップを開いていただいたのが2009年の秋のことである。ペン氏は、素朴でやさしい人柄の持ち主であり、その後も何かあるごとに連絡を下さり、本マニュアルの作成やわが国でのSCITの実践や評価についてもさまざまな助言をし、励ましてくれている。この場を借りて謝意を表したい。

なお、本書の制作の一部において、平成21-23年度厚生労働省　精神・神経疾患研究委託費および精神・神経疾患研究開発費　21委-1「統合失調症の診断、治療法の開発に関する研究」（主任研究者：安西信雄）から補助を受けた。

訳者を代表して　中込和幸

## 謝　辞

　本マニュアルの初版を用いて，快く予備的治療グループでの取り組みを援助して頂いたこと，さらに，介入の流れ，理解しやすさ，実行性，様々な段階でのSCITの全般的な質などの改善に役立つ助言を頂いたことに対して，スティーブン・フラグナン，ニコール・ジョーンズ，エド・ムント，エミー・ピンカム，セス・マルゴリス，ダナ・デービス，ダニエラ・ラベイト，ジョアン・エリソン，ハーシュ・アイゼンに謝意を表します。初期のSCIT研究を統制し，さらにこの心理療法に決定的なアドバイスを与えてくれた，エリオット・シルバースタイン，アブラム・スターンに深い感謝の意を表します。また，ニューヨークのFEGSに対しても，実生活の中で，FEGSに所属する臨床家とともに著者らがSCITを実施することを承諾して頂き，深い感謝の意を表します。最後に，SCIT第3部に対して，理論，実践の両面で重要な貢献をして頂いたダニー・コレン（イスラエル，ハイファ大学）に深い感謝の意を表します。

# 序　論

　本マニュアルは，精神病症状をもつ患者を対象とする集団精神療法である，社会認知ならびに対人関係のトレーニング（SCIT）の解説を目的としている。統合失調症やその他の精神病性障害では社会認知の障害はめずらしくなく，また，社会認知の障害は社会機能の低下と関連している。しかし，現在行われている治療法の多くは，社会認知を明確な治療標的としていない。こうした治療におけるギャップを埋めるためにSCITは開発された。

　本マニュアルの構成は以下の通りである。序論ではまずSCITの根拠と理論的基礎を要約する。次に，精神病に対する他の心理社会的治療法とSCITの違いを示す。続いてSCITの実践に関係して注意すべき点とともに，SCITによる治療的介入を概観する。序論の最後に，具体的な治療的介入とその基礎となる理論モデルとの関連について述べる。序論に続いて，各セッションでSCITの運用に関する説明を行う。

## 統合失調症の社会認知障害に取り組む理由

　社会機能の障害は統合失調症の典型的な特徴の1つである（DSM-IV, APA 2000）。社会機能障害は再発率と関連があり，さらに陽性症状や陰性症状とは独立した次元の機能を表している可能性がある。さらに，患者のニーズを調査した研究では，統合失調症患者にとって，社会機能は最も重視されている領域の1つであることが示されており（Coursey, Keller, and Farrell, 1995; Slade, Phelan, Thornicroft, and Parkman 1996），しかも多くの患者は，社会機能は患者のニーズが満たされていない重要領域であると考えている（Middleboe et al., 2001）。

　統合失調症患者の社会機能障害の基盤にある過程をより深く理解するために，社会行動を支える神経認知機能（例：注意，記憶，問題解決能力）の役割が注目されてきた。しかしながら，神経認知機能と心理社会機能の関連は，どうみてもそれほど強くはない（Pinkham et al., 2003）。両者の関連が比較的弱いため，研究者は近年，伝統的な神経認知機能とは異なる可能性をもつ，社会機能の背景をなす認知機能の特異的かつ独特な側面を調べるようになった。したがって，「社会認知」という用語は，伝統的な神経認知課題を用いて評価するのが難しく，社会行動や社会機能に対してそれぞれ独立した関係をもつ可能性がある複数の認知機能を意味している。

　社会認知は，「他者の意図や気持ちを理解する能力を含む，対人関係の基礎となる精神活動」と定義されてきた（Brothers, 1990）。この定義は，社会認知を社会行動と強く関連

づけており，表情感情の知覚，原因帰属様式，視点交替すなわち心の理論（ToM）が含まれる。

社会認知は社会機能と有意な相関関係を示す傾向があり，この関係は神経認知機能の障害とは独立したものであるため，統合失調症患者の社会行動において，社会認知機能は重要な役割を果たしているようである（Penn et al., 1997; Pinkham et al., 2003）。すなわち，社会認知障害を治療標的とすることによって社会機能の改善がもたらされる可能性があることが示唆されている。

## SCIT の理論的基礎

SCIT は，臨床経験から生み出された統合失調症の社会認知モデル，特に妄想の形成過程に当てはまるモデル，に基づいている。SCIT では，統合失調症患者の効果的な社会行動が妨げられる場合に作用していると思われる，いくつかの重要な社会認知領域が強調されている。1）**早く終わらせたがる**（もしくは，**曖昧さへの耐性の低さ**）は，社会的状況の説明に役立つ証拠集めを早く切り上げたり，性急に結論に飛びついたりする傾向と関連している。2）不快な出来事を説明する**外的かつ人的な原因帰属バイアス**は，前項の「早く終わらせたがる」と関連するが，多くの統合失調症患者は，不快な出来事を体験すると性急に外因に原因を求め，しかも状況ではなく他者を責める傾向が強い。3）**心の理論**は，他者の心の状態を，自分の心の中でシミュレーションする能力である。この能力には，他人の意図，知覚，欲求，感情などを推測する能力が含まれる（すなわち，「相手の立場に立つ」）。また，心の理論は，今－ここで，とは違う状況にいる自分自身について想像したり，外から自分を眺めるかのように，現在の自分自身の考えや感情を客観的に評価する能力も含んでいる。この後者の部分は，**メタ認知**の概念とも重なる。心の理論の障害は有効な意思疎通を妨げるのに加えて，前述の他者を責める傾向への偏りや自分自身の行動をセルフ・モニタリングすることの難しさなどとも関連する（Koren et al., 2006）。4）**感情知覚**の障害は，顔の表情に表れる感情識別の困難さを含む。感情知覚の障害は対人機能にも関係するため，上記の様々な障害を悪化させると考えられている。

SCIT モデルは，最新の神経科学の知見からも影響を受けており，そうした知見は上記で示したような行動指標によって示される様々な関係性についての理解を深めてくれる。特に，神経画像研究の結果は，感情知覚や心の理論の能力はシミュレーション回路に強く依拠していることを示唆している（Carr et al., 2003; Dapretto et al., 2005）。他者が目的をもった活動をしたり，苦痛や何らかの感情を体験しているのを見ているときに，脳は自動的にこのシステムを利用している。このシステムによって，相手が誰であろうと観察対象となっている人物の体験と意図を自分の心の中でシミュレートすることになる。その結果，他者が経験していることを主観的に理解できることになる。つまり，このシミュレーションシステムは，他人の動きを模倣する能力の基礎をなし，しかもある種の共感に関連する

神経回路にもなっているようである。SCITモデルは，このシミュレーションシステムの機能異常が統合失調症の心の理論と感情知覚障害に寄与し，感情平板化や失感情症（自分の感情を表現する能力の喪失）に関係している，と仮定している。

## SCITと他の治療的介入との違い

SCITは，社会認知過程に焦点を当てるという点で，伝統的な生活技能訓練（SST）とは異なっている。SCITの効果の基礎にあると想定されているメカニズムは，社会認知的なものであり，参加者は自身の社会認知過程を理解し，認識し，モニターし，実行する必要がある。

SCITは，概念的には統合失調症に対する認知行動療法（CBT）の区分に位置づけられる。しかし伝統的なCBTと比べてSCITは社会認知の**内容**よりも，その**過程**により焦点を当てている。SCITでは，特定の過大評価された信念の基盤をなす論理に疑義を唱える代わりに，妄想を生み出し，持続させている歪んだ解釈過程を治療標的としている。たとえばSCITでは，妄想のある患者が，不快な出来事に関する原因帰属を過度に人因に求める傾向を防ぐために，不快な出来事の原因帰属を人因ではなく，不運な状況因に向ける過程の練習に時間を割く。

認知矯正療法も認知過程を治療標的としている。具体的には注意，抽象思考，記憶などを含む「神経認知」機能に焦点を当てている。一方，SCITではこのような神経認知機能とは比較的に独立していると思われる認知過程（例：心の理論，原因帰属様式）に焦点を当てる。したがって，統合失調症の神経認知機能障害は，通常は**情報処理モデル**の観点で概念化されるのに対して，社会認知障害は，**情報処理モデル**の代わりに，社会的によい印象を与えるということが，数学の問題を解く，言葉を記憶するなどとは異なった能力を使うことである，という事実を説明する別の概念的モデルを必要としている。

SCITは社会認知を治療標的とする他の心理的介入とも区別される。実験的に行われたいくつかの心理的介入は，統合失調症患者の顔の感情知覚を改善させることに成功した（例：Silver, et al., 2004）。これらの研究では，1種類の社会認知機能（感情知覚）の改善だけに焦点を当てているのに対して，SCITでは社会認知を構成する広範囲な機能に取り組んでいる。2つ目の相違点として，他の介入は，獲得した技能を社会機能に般化させる技法を含んでいないことが挙げられる。SCITの技法は，社会認知の訓練を，患者の実生活における困難と明確に関連づけている。3つ目の相違点として，他の技法の多くは認知矯正療法の技法（すなわち，注意や概念形成の改善）に依拠しているのに対し，SCITは，こうした認知志向的な方法と社会認知機能の治療に特化した技法を合わせて一体化させている。

研究室で行われる介入以外にも，社会認知機能を治療標的とした治療的介入はいくつかあり，統合的心理療法（IPT；Brenner et al., 1994）や認知強化療法（CET；Hogarty et al., 2004) などが含まれる。SCITはこれらの治療的介入ともいくつかの点で区別される。上記の研究室における治療的介入の場合と同様にSCITでは社会認知を取り扱うが，SCITはもっぱら**社会**認知に対する治療的介入であるのに対して，IPTやCETは認知矯正療法を基礎にして社会認知トレーニングを構成している。さらに，SCITでは患者自身が抱えている対人関係の問題といった，より身近な部分に焦点を当てる。したがって，IPTでは，社会認知課題の背後にある原則がどのように日常生活に当てはまるかをよく考えるよう勧めるのに対し，SCITは患者の日常生活で問題になっている社会的な内容にまつわる訓練課題を考案している。つまり，患者に固有な対人関係の問題がセッションの内容に取り込まれ，その問題に習得したばかりの技能を積極的に適用するのである。一般的に言い換えると，IPTやCETは，基礎的な認知技能訓練から複雑な社会認知技能訓練へと進む"bottom up"の手法を取るのに対して，SCITは，もっぱら日々の生活で利用されている社会認知技能訓練に焦点を当てる"top only"の手法を取っている。

さらに，純粋に社会認知的な性質をもつSCITの枠組には，"bottom up"手法を用いた情報処理の枠組とは異なる特徴が他にもいくつかある。第一に，社会認知理論（Penn et al., 1997）ならびに臨床研究（例：Kinderman & Bentall, 1996）の結果とも一致するが，SCITモデルでは，社会認知の遂行が，個人との関連性や社会的文脈から影響を受ける感情の雰囲気によって変化することを強調している。これと関連して，患者の感情の状態は，時々刻々，社会的状況に対する推測や解釈に影響を与えている。たとえば，被害妄想をもった患者は，曖昧な行動（例：私が電話をかけたのに，相手がかけ直さなかった）を否定的に，あるいは悪いことが起りそうだ（例：相手は，もう私と友達でいたくないと思っている）と解釈しがちである。SCITは，個人的な，また現に日常生活で起こっている社会認知的な問題に焦点を当てるために，いくつかの手法を使っている。第一に，既述の通り，SCITの内容の大部分は，個人にとって重要な，自らの日常生活における対人関係の問題から構成される。第二に，グループ議論では，どのような状況要因が，不快な出来事の原因として，状況のせいにせずに人を責めるという傾向や，自分の感情に影響を与えているのかを明確にすることが患者に勧められる。第三に，ゲームを用いて個人の勝ち負けを賭けるような状況をセッション内にもうけているために，こうした状況では，患者は，「厄介な」社会認知文脈に耐えながら，社会認知的な判断を下すことになる。

# 目 次

序論 ——————————————————————————————— vii

SCIT 概観 ——————————————————————————————— 1

## セッション内容

### 第1段階：導入と感情について ——————————————————— 17
| | | |
|---|---|---|
| セッション 1・2 | 導入 | 19 |
| セッション 3 | 感情と社会的状況 | 25 |
| セッション 4 | 感情を定義づける | 31 |
| セッション 5 | 他者の感情を推測する | 38 |
| セッション 6 | 感情推測の更新 | 45 |
| セッション 7 | 疑心 | 51 |

### 第2段階：状況把握 ——————————————————————— 55
| | | |
|---|---|---|
| セッション 8 | 結論への飛躍 | 57 |
| セッション 9・10 | 方略1：他の推測を考えつく | 61 |
| セッション 11・12・13 | 方略2：事実と推測を区別する | 72 |
| セッション 14・15 | 方略3：さらに証拠を集める | 81 |

### 第3段階：確認 ——————————————————————————— 89
| | | |
|---|---|---|
| セッション 16〜20 | 確認 | |

文献 ——————————————————————————————— 105

## 付録

### 付録A
SCIT ビデオ場面 ——————————————————————————— 108

SCIT 写真真実シート ————————————————————————— 111

### 付録B
ホームワーク用配布資料／セッション内配布資料 ————————— 113

### 付録C
練習パートナー課題 ———————————————————————— 135

### 付録D
忠実性スケール ——————————————————————————— 147

## 配布資料一覧（付録 B）

| 配布資料名 | 形式 | 使用セッション |
|---|---|---|
| 他人の立場に立ったらどう感じるか | ホームワーク | セッション 3 |
| 日常生活での感情 | ホームワーク | セッション 4 |
| 表情シート | ホームワーク | セッション 5 |
| 他者の感情を推測する | セッション内 | セッション 5 |
| 注意の方向づけプログラム | セッション内 | セッション 5・6 |
| 感情推測の更新 | セッション内 | セッション 6 |
| 疑心 | ホームワーク | セッション 7 |
| 曖昧な状況 | ホームワーク | セッション 7 |
| 事実，推測，感情 | ホームワーク | セッション 9・10 |
| 日常生活での出来事についての推測 | ホームワーク | セッション 9・10 |
| 誕生日に何がほしいだろうか | ホームワーク | セッション 11・12・13 |
| 一番可能性が高い理由は何？ | ホームワーク | セッション 11・12・13 |
| 証拠を集める | ホームワーク | セッション 14・15 |
| 確認の方法 | セッション内 | セッション 16～20 |
| 確認ワークシート | ホームワーク | セッション 16～20 |

## 付属 CD-ROM・DVD 収録内容

【DVD】
SCIT ビデオ場面（再生時間 25 分：場面 1～13）
【CD-ROM】※
SCIT 写真（8 ファイル：写真 1～8）
表情変化過程 1～6（6 ファイル：1 喜び／2 恐怖／3 怒り／4 驚き／5 悲しみ／6 嫌悪）
他者の感情を推測する（1 ファイル、1～20 を収録）
注意の方向づけプログラム（1 ファイル、練習 1～5、1～20 を収録）

※ CD について
1. 本 CD-ROM は下記 OS での動作を想定しておりますが、すべての環境（PC, CD-ROM ドライブ）での動作を保証するものではありません。
■ Microsoft Windows
　Windows2000, Windows Vista, WindowsXP, Windows7
■ Machintosh
　Mac OS8-OSX
2. 本 CD-ROM をご利用になるには、Adobe Reader 7.0 以上が必要です。Adobe Reader 以外の PDF ビューワでの動作は保証されません。
3. 本 CD-ROM は、複製防止技術によりファイルおよびディスクの複製が制限されています。
4. 本 CD-ROM の内容を、著作権者の許諾なく著作物を利用することが法的に認められる場合を除き、無断で複製、送信、配布等の利用をすることはできません。

# SCIT の概観

## SCIT の適用

　SCITは，精神病性障害に苦しみ，その疾患のために対人関係に困難をきたしている18歳以上の個人に適した治療である。経過中に症状が増悪することはめずらしいことではないが，SCITは急性期の病状をきたしていない個人向けに作成されている。SCITは，特に疑い深さや妄想症状を呈している人に適している。一方，顕著な認知機能障害（例：IQ<70）を伴っていたり，重篤な物質乱用や依存の問題を抱える人には，それほど有用ではない。

　実際の臨床場面では，均一な治療のニーズをもつ人からなる治療グループを対象にすることはまれである。本マニュアルでは，こうした問題については，「症状の多様性への対処」のセクションで取り扱う。

## グループの構成

　SCITを行うグループは，5〜8人の患者[1]と2人の治療者[2]で構成することが望ましい。5人以上の患者が参加することで，様々な見方が生まれ，患者の1人1人が強いプレッシャーを受けることなく，プログラムをこなすことが可能となる。治療者は1人であってもプログラムを進めることはできるが，2人いることで，1人がセッションを実施し，もう1人が，患者が課題やホームワークに集中することを援助したり，模造紙やホワイトボードに記録をとったりすることが可能となる。

## SCIT 実施者

　SCITでは，心理教育，問題解決の援助，ソクラテス式問答法や議論の形成，といった

---

[1] 原語は client であるが、わが国ではあまり一般的でないため、ここでは患者と訳す。
[2] 原語は facilitator であるが、わが国ではファシリテーターはあまり一般的でないため，ここでは治療者と訳す。

認知行動療法的な技法を用いる。統合失調症患者の治療に携わったことのある精神保健の専門家（例：心理士，精神科医，ソーシャルワーカー，看護師）はSCIT実施者として適任である。これまでの統合失調症治療に，主として行動療法的介入（社会，生活技能訓練や随伴性マネージメント）を用いてきた専門家は，認知や感情といった側面に焦点を当てる方法に慣れていないかもしれない。こうした臨床家は，治療場面についての記載に含まれる，脚本サンプルの中で用いられている技法や，各セッションの最後に記載されている，具体的な手がかりや方略を十分参考にするとよい。

## 治療段階，セッションの頻度，構造

SCITは，少なくとも週に1回，45〜60分間，計20〜24セッションかけて実施すべきである。本マニュアルは20セッションの治療を想定して作成されているが，治療者が，特定の内容について，もともと割り当てられた時間より多くの時間を費やした方がよいと考えた場合，最大4セッションまで「補習」セッションとして追加可能である。

SCITは3治療段階に分けられる。

| セッション | 段階 | 内容 |
| --- | --- | --- |
| 1〜7 | 1―導入と感情 | SCITと社会認知の紹介，治療同盟の構築，社会的状況における感情の役割についての振り返り，感情知覚技能の向上 |
| 8〜15 | 2―状況把握 | 結論への飛躍傾向，原因帰属様式，曖昧さへの耐性，事実と推測の区別，よりよい推測を行うためにデータを集める，といった問題に取り組む |
| 16〜20 | 3―統合過程：確認 | 技能の強化と日常生活上の問題への般化 |

### 第1段階―導入と感情

最初の2セッションは，治療同盟を築き，患者をSCITグループに導入し，社会認知の概念を紹介することにあてられる。こうした導入部分が終了すると，第1段階の残りのセッションでは，基本的な感情の定義づけ，感情と社会的状況との関連についての議論や，表情から感情を同定する訓練を行う。以下に第1段階の目標を示す。

第 1 段階の目標
 1．治療同盟を形成する
 2．SCITや社会認知の概念を紹介する
 3．感情に関する個人的な体験を話し合い，社会的文脈と結びつける
 4．6つの基本的な感情を定義する
 5．異なる感情に基づく表情を柔軟に見分ける
 6．妄想を感情面から概念化する

**第 2 段階―状況把握**
　第 2 段階では，社会的状況で，結論への飛躍によって陥りがちな失敗を回避するための社会認知方略を身につける。すなわち，不快な出来事に対して多様な要因を考え出す，視点交替，社会的事実と社会的推測を区別化する，社会的状況で曖昧さに耐える，社会的状況の解釈を改善するために新しい情報を用いる，などの方略が挙げられる。以下に第 2 段階の目標を示す。

第 2 段階の目標
 1．「結論への飛躍」傾向に気づけるようになる
 2．外的，内的，状況的原因帰属の区別をつけられるようになる
 3．上記 3 要因の視点から，原因帰属が行えるようになる
 4．曖昧な状況の解釈の難しさを認識する
 5．社会的事実と推測の違いを認識する
 6．結論へ飛躍することなく，証拠を集める練習をする
 7．結論がどの程度正しいか判断できるようになる

**第 3 段階―確認**
　このSCITの最終段階は，これまでに学んだ技能を強化し，その技能を患者自身の生活に適用していく段階である。すなわち，学習，リハーサル，そして段階ごとに問題解決アルゴリズムを用いる「確認」といわれる過程によって，達成される。患者は自らの日常生活の中から，問題状況を挙げるように促される。グループはその状況を分析し，SCIT技能に基づいて，他のメンバーと一緒に，問題点を確認するために必要な行動方略を見出す。

第 3 段階の目標
 1．他のメンバーの日常生活においてストレスとなっている社会的出来事に関わる事実について，協働的に評価する
 2．ときには，もっと多くの情報を集めなければ状況の理解ができないことを認識する
 3．考えついた推測を他の人と「確認」することによって，不快な気分を引き起こすも

ととなる，結論への飛躍傾向を抑制できることを認識する
4．ある社会的状況での推測を確認するために適切な質問を考える
5．メンバーの日常生活上の出来事に対する「確認」行動のロールプレイを実施する

## SCITに必要な教材

SCITを実施する上で，下記の備品が必要である。

- 黒板とチョーク，またはホワイトボードか模造紙とマーカー
- 治療室の壁に貼れるようなポスター（模造紙）
- DVDプレーヤーとモニター（複数のセッションで使用）
- SCITビデオ場面（複数のセッションで使用；付録A，DVD）
- SCIT写真（セッション11〜13；付録A，CD-ROM）
- パソコン（できればノートパソコン）とプロジェクター（セッション5・6）
- 「他者の感情を推測する」スライド（セッション5；CD-ROM）
- 「注意の方向づけプログラム」スライド（セッション5の「他者の感情を推測する」演習の補足；CD-ROM）
- 「表情変化過程」スライド（セッション6；CD-ROM）

## ホームワーク

統合失調症の外来治療においてホームワークはやっかいな問題である。経験から言って，統合失調症患者がホームワークをこなす率は一般的に低い。患者にホームワークを行うようプレッシャーをかけると，治療関係の悪化につながりかねない。一方，実証的研究によれば，ホームワークおよびホームワークへのアドヒアランスは治療転帰に少なからぬ影響を及ぼすことが示されている（Kazantzis, Deane & Ronan, 2000）。さらに，SCITの大原則として，日常生活場面という治療セッション外で患者がSCIT方略を活かすことによって，技能訓練の大部分が行われるという点が挙げられる。

こうした相反する要請に対して，本マニュアルでは妥協点を見出している。SCIT治療者はホームワークを与え，患者のアドヒアランスを促進し，各セッション開始時に患者とともにホームワークについて確認を行う。しかし，治療者は，患者がホームワークをしないと決めた場合はその決断を尊重し，ホームワークを行うことを求めたり，強制したりしないようにすべきである。

ホームワークは各セッションの最後に出される。各セッションに関する記述の最後に出てくる「ホームワーク」に示した内容がその週のホームワークの案である。いくつかのホームワークで使われる配布資料や特殊な指示は，付録Bに示されている。ここに用意され

たものを用いるか，自分で工夫して患者に合わせて作ったホームワークを用いるかについては，治療者の判断に委ねられる。

各セッション開始時の約5分間は前週のホームワークの振り返りにとっておく必要がある。また，各セッション終了前の約5分間は，翌週までに行わなければならないホームワークを伝え，必要な場合はホームワーク関連の物品配布を行うのに必要である。

付録Bに示されている紙と鉛筆を用いたホームワークの方法の代わりに，「電話相談」方式を選択することも可能である。

## 電話相談（必要に応じて実施）

紙と鉛筆を使うホームワークが必ずしも望ましいわけではない理由はいくつもある。たとえば，患者の読み書き能力の問題，治療場面と自宅の行き来の間に紙をなくさないようにする難しさ，紙と鉛筆を使うホームワークの実行を妨げる認知機能障害，人によっては「ホームワーク」という概念から伝わる否定的な響き，などが挙げられる。代わりに「電話相談」を用いる方法がある。電話相談では，患者が電話で日常生活における社会認知的体験，考えや状況を言葉で報告する方法をとる。

電話相談は様々な設定で行うことができる。たとえば，決まった留守番電話にメッセージを残す方法，患者が治療者に電話する方法，治療者が患者の許可を得て患者に電話する方法などが挙げられる。また，あらかじめ決まった時間とする場合もあるし，社会認知的にきわめてつらい時（例：対人関係上の誤解が生じた直後）にかけてくるように勧める場合もある。

紙と鉛筆を使うホームワーク同様に，電話相談は，治療場面外の環境で治療セッションのことを考える，すなわち治療セッションで学んだ内容の日常生活への般化を促進する効果をもつ。

この方法を用いる場合は，患者に電話をかける前に同意を得ておくなど，患者のプライバシーや個人情報の保護に十分注意する必要がある。第1，2セッションの間に，患者に対してこの方法でいいか，率直に話し合うことが望まれる。

## 練習パートナー

本マニュアル中のホームワークのサンプルが記された部分で，患者が「練習パートナー」とともにホームワークを行うオプションが示されている。練習パートナーとは，治療メンバー以外の人で，患者とある程度生活をともにし，患者のSCIT技能の練習を手伝うことに同意してくれた人のことである。家族や友人，治療者，ケースマネージャー，知り合いでもよい。

ホームワークの遂行を練習パートナーが手伝うことによって，対人相互作用を通じて，

患者がもつ概念の強化，技能の適用や統合の機会が増えるという利益がもたらされる。

　患者によっては，必ずしも適当な練習パートナーが得られるわけではない。したがって，グループのリーダーである治療者は，ホームワークの実施に当たって，この方法をとるのが妥当かどうかを判断しなければならない。

　この2009年改訂版のSCITマニュアルで，著者は練習パートナーと利用できるホームワークを考案した。これらのホームワークは付録Cとして掲載されている。

　練習パートナーは患者の「コーチ」あるいは「専属トレーナー」の役割を果たす。彼らは，グループ活動で患者が得たものを，日常生活に適用することを援助する。練習パートナーは，患者が定期的に（すなわち，毎週）会うことのできる人が理想的である。しかし，重い精神疾患をもつ人の多くは，こうした人に出会う機会がもてないかもしれない。その次に適切な練習パートナーは，友人，メンタルヘルスの専門家，協力的な雇主などである。

　グループの指導者（治療者）は，練習パートナーと連絡を取り，かつSCITの目標と構造を説明すべきである。練習パートナーは週1回の関与を求められる。もし，最初に関わったパートナーが興味がなさそうであったり，十分な関わりの時間をもてそうにない場合は，患者に別のパートナーを選ぶようにすすめる。ホームワークを，手紙やEメールで練習パートナーが送る方法もある。

　ホームワークは，練習パートナーが，患者の関心を惹いたり，議論すべき話題の概略を提供したりする方法を示している。グループの指導者は週1回練習パートナーに電話をして，毎回のSCITのグループ活動で起きたことに関する最新の情報の提供や，ホームワークの確認（例：ホームワークに関する何らかの問題点の有無，うまくいったこと，とても難しかったことなどについて確認する）を行うべきである。

## 治療の忠実性

　本マニュアルには，忠実性スケール（付録D）が含まれている。このスケールはコームズ博士とロバーツ博士によって開発された。著者は現在，ノースキャロライナ大学チャペルヒル校での無作為対照試験で本スケールを使用しており，テープ録音されたセッションに対して評価を行っている。読者からの意見感想を歓迎する。

# 付　記

## 患者の動機と治療同盟

　SCITでは，介入の度合いが強く，また，学習した技能を患者がいかに積極的にセッション外で使用するかが重要であるために，その治療経過を通じて，いかにして患者の動機を高め，関心を惹き，期待を強めるか，について特別な注意を払っている。（もちろん，特別な注意を払うのには，陰性症状や薬の副作用による眠気に対する意味も大きいが。）SCITでは，いくつかの方法でこの問題に取り組んでいる。

　第一に，SCIT治療者は，方向づけやソクラテス式問答法を用いて，グループにおける議論を社会認知の重要なレッスンへとやさしく導く。すなわち，社会認知のレッスンでは，スプーンで他人から食べさせられるような，すなわち他者主導のものという感覚を減らすことを重視している。第二に，SCITは楽しく，内発的な報酬効果をもたらすものとして考案されている。ビデオ録画された人物の場面が用いられているのは，生態学的にも有用であるし，関心を惹き，見ていて楽しいと思えるからである。同様の意味で，20の質問ゲームをアレンジしたゲームが用いられている。このゲームは，驚くほど参加者の関心を惹きつけることが明らかであった。第三に，すでに記したことであるが，SCITセッションの内容（とくに治療後半）が患者の生活から直接得られたものであるため，患者の関心を高めることにつながっていると考えられる。

　また，SCIT以外の心理的介入でも同様であるが，患者のSCITへの関心の度合いは，治療同盟関係の良否に影響される部分が大きい。治療グループにおいて，自身の対人関係の困難さを共有し，他メンバーからフィードバックやアドバイスを受け，他メンバーにフィードバックを与える，といった相互関連性に介入の有効性が左右されることからも，治療同盟関係の良否がきわめて重要であることがわかる。さらに，SCITでは対人関係の問題や妄想に焦点を当てるということを考慮すると，治療同盟関係が特別な意味をもつことも理解できよう。すなわち，グループのメンバーは，対人関係の問題を自らさらけ出して，治療セッションに持ち込むケースが多い。SCITでは，こうした問題に正面から立ち向かうが，そのためにはグループのメンバー間の高い相互信頼感を必要とする。したがって，SCITの有効性は，メンバーが居心地よく，受容，尊敬されていると感じられるような環境を生み出す治療者の能力に大きく依存するのである。

## 本マニュアルの構成

　本マニュアルは治療段階にそって構成されている。各セクションは，その領域の短い概観から始まる。概観の次には，その段階における目標，目標に到達するための特別な技能を示し，その段階における治療過程が明白になるような治療場面でのやりとりのサンプルを例示する。こうした構成によって，マニュアルはできるだけわかりやすくなるように工夫されている。各セッションの終わりには，そのセッションにおける目標をまとめた表とその目標を達成する上で役立つ質問やコメントを掲載している。

　本マニュアルでは，治療者が言うべき言葉やヒントと，**治療者がとるべき重要な行動**を，このとおり字体を変えて示した。

　下記アイコンはセッションへの準備を手助けするために用いた。

**演習：**

　このアイコンは，治療者がグループによる演習を導入する時点を示すものである。治療者は，各セッションにおける演習の前に予習を行い，必要な物品を用意しておかなければならない。演習における手続きやせりふは，それぞれの箇所に記載されている。

**DVD：**

　このアイコンは，治療者が映像を用いる場面を示すものである。治療者は，あらかじめこれからのセッションについて概観した上で，DVD，DVDプレイヤー，モニターがいつ必要になるかを確かめておく。

**多様性への対処**

　この「陰陽」アイコンはセッションの記述の最後に現れ，患者の主要な症候プロフィールに基づく，ニーズや能力の多様性に注意を払うべき時点を明らかにするものである。介入アプローチの変更に関するアドバイスもこの中に含まれる。

　統合失調症は2つの大きな症候学的なサブタイプ，タイプ1（陽性症状），タイプ2（陰性症状）に分かれるが，近年の研究によれば，この2つのサブタイプの間で，社会認知障害を引き起こすメカニズムが異なることが示唆されている。したがって，異なる症候群に対して，異なる介入技法の有用性が指摘されている。

　大まかに言えば，陰性症状主体の患者（タイプ2）に対しては，行動療法的技法が有効で，陽性症状主体の患者（タイプ1）に対しては，認知および行動療法的技法を組み合わせることが推奨されている。

　注意しなければならないのは，こうしたサブタイプが純粋な形で現れることはほとんどないという点である。陰陽アイコンで示したとおり，1人の患者が両方の要素を併せもつ

ことが一般的である。また，我々の言う陽性症状主体の患者タイプは，統合失調症の妄想型に類似しており，したがって思考解体症状は除外される（下の表を参照）。

下表は，SCITと関連の強い領域について，タイプ1とタイプ2を比較したものである。

| タイプ1　陽性 | 領域 | タイプ2　陰性 |
|---|---|---|
| 幻覚，被害妄想 | **主要症状** | 思考途絶，抽象概念の困難 |
| 比較的正常 | **神経認知機能** | 障害 |
| 妄想；防衛的 | **感情** | 感情鈍麻；失感情 |
| 奇妙，接線的，疑い深さ | **対人関係** | 関心のなさ |
| 比較的高い | **全般的機能** | 比較的低い |
| 認知および行動 | **最良の治療アプローチ** | 行動 |
| 認知の歪み | **社会認知障害の病因** | 認知の欠陥 |

## SCIT 介入技法の理論的基盤

　このセクションでは，SCITの背景をなす理論的な概念と各介入セッションで行われる具体的な活動との関連の詳細を明らかにする。このセクションにはいくつかの目標がある。第一に，このセクションを読むことによって，それぞれの演習についての妥当性の理解を深めることである。すなわち，どうしてこの活動が介入に用いられているのか迷った場合に，本セクションにおいて，その活動に関する理論的な記述を読むとその理由が明らかとなる。第二に，各セッションにおける活動と目標との関連を強化する。さらに重要なことは，各患者が目標に達しているかどうか，到達した時点を特定する能力を高めることにつながる。グループのメンバーが介入の要素技能を修得した時点が把握できるようになると，介入のペースをよりうまく調節することができるだろう。それぞれの活動とSCITの背景をなす理論モデルとの関連性をより深く理解することによって，治療経過を通じて，参加者個々人の治療におけるニーズと進展具合を理解しやすくなる。

　以下では，各セッションの呼称を挙げ，そのセッションにおける重要な活動と，それがSCITの広汎な理論モデルとどのように結びつくかについて，簡潔に説明を加える。

### セッション順序の妥当性

　SCITの前半のセッションは，参加者個人とは関連しない，架空の内容を多く取り上げ，

後半部分では個人的な体験をより多く扱う。患者にとって，架空場面での社会的交流に関する評価は，それほど苦痛を伴わず，自信をもって取り組めるホームワークとなると考えられる。逆に，個人的な意味合いの強い内容を議論する場合は，より不快に感じ，社会認知の誤りの影響を受けやすくなると予想される。前半のセッションを通じて強化されると予想される治療同盟や社会認知機能によって，後半部分での個人的な問題についての議論が容易になることが期待される。

### チェックイン（Check-in）

SCITの各セッションは，治療者が患者の感情について，ごく短い，構造化された質問を行う，チェックインと呼ばれる過程から始められる。チェックインでは自身の感情について，洞察，同定，表現すること，さらには異なる環境であればどのように感じたか，あるいはどのように感じるかについてメタ認知能力が求められる。SCITのアプローチの中で，このように自分自身に焦点を当てた技能は，他者に対する心の理論や感情認知能力を育てる上で重要ととらえられる。チェックインを行うことで，介入の過程を通じて望ましい反応が強化されるほか，このような短い，構造化された，自己開示の手法をノーマライズすることで，自己開示に伴う不快感が減弱すると期待される。

## 第1段階

### セッション1・2 —導入

セッション1・2は，患者に介入の目標の方向性を示し，介入の経過を通じて強調される共通のモデルを提示する。この**SCIT三角形**は感情，思考，行動の因果関係を表している。

精神病性障害における社会認知の誤りの一部は，原因帰属バイアスによって生じている。具体的には，妄想をもつ人には，不快な出来事に関して他者を責める傾向が一貫して認められる。SCIT三角形は，感情，思考，行動を関連づける様々な異なる因果関係を取り上げることで，原因帰属の柔軟性を促進する。セッション1および2でSCIT三角形について議論することで，患者は様々な因果関係の例を洗い出し，原因帰属の柔軟性が促進される。このモデルはSCIT介入の経過を通じて強化され，患者は日常生活に徐々に適用することを求められる。

### セッション3 —感情と社会的状況

このセッションでは，感情と社会的状況との因果関係に主眼を置きながら，前のセッションで行われた心理教育的訓練を継続する。参加者は，状況認知に影響する因子として感情をとらえるように促される。また，生活の中で，感情がいかに行動に影響を及ぼすかを考える上で，メタ認知的視点を用いることが必要となる。ここでの演習では，社会的状況

を把握する上で，感情と認知の影響を対比させながら，「感情を情報として」用いる誘惑を断ち切る重要性が強調される。

また，このセッションでは，表情の模倣が他者の感情状態を理解するのに役立つことを紹介する。セッション5と6では，他者の表情の解釈に顔まねを用いる有用性が強調されるが，セッション3では，状況に対して顔の表情がどのようになるかをシミュレートすることによって，状況が感情にいかに影響を及ぼすかについての理解を深める。

### セッション4 —感情を定義づける

このセッションでは，感情についての基本的な概念や知識の向上を図り，特定の感情概念と，状況因や状況が及ぼす影響との関連を理解する。こうした基本的なレッスンは，「感情ポスター」に記録され，このポスターはセッション4以降も展示を続ける。理論的には，社会認知障害が強い患者にとっても，この「冷たい（訳注：冷静になれる場面での）」，理論に関する演習は容易かもしれない。しかし，こうした患者は，介入の後半で個人的な意味合いの強い相互関連の場面に直面すると，感情認知や感情表現の困難さを露呈するおそれがある。そのため，早い時点で情動理解のための共通ルールを確立することが，先々のために重要となる。

このセッションで困難を示す患者は，感情状態をなぞるという基本的な能力が欠けているのかもしれない。感情の意味を説明できないという形で，そうした事実が明らかになる場合もある。このセッションでは，そうした患者の短所を社会認知的に代償する方法も提示している。すなわち，感情認知へのアプローチとして，模倣を用いる方法の代わりに，理論的な説明を用いる方法が挙げられる。

### セッション5 —他者の感情を推測する

ここでは，スライドショー演習を通じて表情の手がかりを用いて，グループの感情概念の共有化を強化することで，前のセッションでの作業を押し進める。ここでもまた，感情の模倣が難しい患者にとって，感情ポスターを系統的に用いながら概念的に表現することで，顔の特徴と感情が関連づけられるようになる。さらに，このセッションでは，「顔まね」の演習が導入される。そこでは，患者は他者の表情の模倣をすることによって，感情模倣システムを活性化し，他者の感情に関する直接的で主観的な理解の向上を図る。

### セッション6 —感情推測の更新

セッション6では，患者は引き続き，表情から感情を同定する練習を繰り返す。このセッションでは，さらに，中立的な表情について感情を推測し，その表情が徐々に明白な表情へと移行するに従って，その推測を更新する演習を行う。

この演習は，前のセッションで獲得された技能の強化に加えて，社会認知の柔軟性を高め，反応の硬さをやわらげる効果をねらっている。この反応の硬さは，とくに陰性症状主

体の患者によくみられる，神経学的基盤に起因する保続に関連している可能性もある。しかし，SCITモデルによれば，柔軟さを欠いた，同じ反応を繰り返すパターンは，早く終わらせようとする強い心理的ニーズによって生じている可能性も否定できない。こうしたパターンは，社会的文脈や演習の中で評価されるという状況によって，感情が高揚した患者によくみられる。

### セッション7 ─疑心

患者がSCITから何かを得るには，その状況把握や行動に影響を及ぼす，妄想を含む感情状態の変動を同定できるようにならなければならない。

このセッションの主な目標は，妄想を用心深さや疑い深さといったより一般的な体験と連続した**感情**，すなわち正常な体験としてとらえなおすことである。そうすることで，患者は妄想に関連した体験について率直に語ることができるようになり，こうした体験が自身の生活にどのような影響を及ぼすか，メタ認知技能を用いて評価することが可能になる。この過程は，すでにSCIT三角形を用いて，感情が思考や行動に及ぼす影響について学習ができている患者にとっては難しいことではない。

## 第2段階

### セッション8 ─結論への飛躍

結論への飛躍傾向は，妄想形成に大きな役割を果たしており，また，日常生活上の社会認知における誤認のもととなっている。

このセッションでは，結論への飛躍という概念について紹介し，グループがこの社会認知に関連する重要な用語に対する理解を共有できるようにする。妄想と同様に，結論への飛躍傾向も一般的な人の誤りとして，正常な体験の枠内でとらえられる。妄想がSCIT三角形の中で「感情」の角に位置していたのに対して，結論への飛躍傾向は「思考」の角に位置している。言い換えると，妄想が社会的問題につながりうる感情の一種であるのに対して，結論への飛躍傾向は，社会的問題につながりうる思考の一種である。

ビデオを通じて，参加者は，当初は架空の登場人物を用いて，こうした誤りに気づく技能を伸ばし，その後のセッションでは自身の生活の中で気づくことが可能となる。

### セッション9・10 ─他の推測を考えつく

曖昧さに直面した場合，精神病性障害をもつ人は，証拠を求める過程を縮めて，当初の推測を真実ととらえがちである。これを予防するために，「その他の可能性を考える」の項を，結論への飛躍傾向を回避し，参加者の心の理論（あるいは「見通しをつける」）能力を強化する方略として，セッション9に示した。

このアプローチは，多くの臨床家になじみのある認知行動療法の技法の一つである「代

替案を考えつく」を修正したものである．代替案を考えることは，主として，適応を阻害する信念や結論に対する患者の確信度を減じる方法として用いられる．SCITでのアプローチが，2つの意味で独特である．

　第一に，認知機能に障害をもつ人は，しばしば自由回答式のブレインストーミング（あるテーマに関して数名のメンバーで意見を出し合うこと）が苦手である．先行研究によれば，患者は代替案を考えつくことが難しいと感じると，逆に自身のもとの適応阻害的な考えへの信念を強化することになることが示されている（Swartz, 1998）．そのため，我々はブレインストーミングの演習において，患者に可能性のある案を挙げてもらうのに，その数を3つのみに制限し，こうした推測を生み出すために簡単な手がかりを利用できるようにした（例：楽しみながら，定型的な人物の観点に立って：Blaming Bill〈他罰的なビル〉，My-fault Mary〈自責的なメアリー〉，Easy Eddie〈お気楽エディ〉）．その目的は，できるだけ認知的な負荷を減らすことである．

　第二に，このアプローチを，被害妄想をもつ患者における原因帰属様式に関する研究成績と関連づけた．すなわち，患者が学習する上記3つの定型的な観点は，研究によって明らかにされた3つの典型的な原因帰属様式に一致する．外的－人的（原因帰属様式）は他罰的なビルに，内的－人的（原因帰属様式）は自責的なメアリーに，外的－状況的（原因帰属様式）はお気楽エディに，それぞれ該当する．この目的は，患者に3通りの最も重要な原因帰属様式を指導することで，代替案を考えやすくすることである．

　患者は，架空の不快な出来事に対して，異なる解釈を考える練習を行う．さらに，患者は，新たに考え出された推測がどの程度正しいか，10点満点のスケールを用いて，「確実さの程度」を判断するように求められる．このメタ認知過程は，結論への飛躍に対する患者の違和感を強めて，その他の可能性について考えようとする傾向を強化することにつながる．後のセッションで，患者が自身の推測の妥当性やその根拠の強さについて改めて問われることによって，10点満点のスケールを利用する意味合いは増してくる．

### セッション11・12・13―事実と推測を区別する

　ここでは，結論への飛躍傾向を回避するために，別の方略を用いて，セッション9と10での作業を発展させる．精神病性障害をもつ人は，妥当な判断を下すために十分な情報をもっていても，正しい判断にたどり着かない場合がある．これらのセッションでは，患者は，結論を下す手順を遅らせて，考慮すべき，利用可能な事実を系統的に明らかにするように求められる．こうした過程を通じて，セッション9と10同様，患者が正しく論理的に考え，可能性の低い推測を行う際の違和感の強化を図る．

　これらのセッションの間も引き続き，患者は，社会的相互作用に関する写真やビデオを用いて，社会認知や感情認知技能の形成に努める．

### セッション14・15―さらに証拠を集める

　第2段階における，これまでのセッションでのレッスンの効果を強化するとともに，これらのセッションで行われる20の質問ゲームは，より「ホットな」社会認知状況の文脈における，患者のメタ認知能力と曖昧さへの耐性に焦点を当てたものである。点を獲得したり失ったりするゲームに他者とともに参加することで，患者は仲間の前で悪い成績をとるというリスクにさらされるため，社会認知的な誤りの可能性は高くなる。そこで，このゲームでは，曖昧さへの耐性も求められるが，同時にゲームとゲームの間にチェックインを行う。このチェックインでは，患者はメタ認知能力を用いて，一歩引いたところから，前回のラウンドでの自身の出来映えについて評価する。治療者は，患者がその後のゲームを通じて能動的にセルフモニタリングを行うように，援助する。

## 第3段階

### セッション16〜20―確認

　これらのセッションでは，第1段階と第2段階で獲得された技能や能力を統合し，参加者の日常生活の中で，これらの技能を適用可能なものにすることを目標とする。ここでは，患者自身の対人関係の問題や関連する感情を取り上げるため，第3段階は，患者の社会認知的な誤りが最も生じやすいと予測される。したがって，この段階は，日常での社会機能障害の基盤をなす，「ホットな」社会認知的な困難と今まさに格闘している患者の手助けとなる機会を提供するものである。

セッション内容

# 第1段階：導入と感情について
# （セッション1～7）

**概観**

　セッション1と2では，グループの目的を説明し，治療同盟の形成を始め，グループのルールを設定する。SCITの平易で包括的な概略を示すために，社会的な誤解の例をビデオを使って示す。社会認知の概念を生活における実体験に関連づけるため，メンバーは，自分の生活から誤解の例を分かち合うことを勧められる。

　セッション3～7では，主として社会的状況における感情の役割の理解，基本的な感情の解説，多様な感情に対応する表情の同定，妄想を，その他の感情と同様に，1つの感情として位置づけることに焦点を当てる。セッション3では，社会的状況における感情についての一般的な議論をはじめに行う。このセッションでは，患者は感情にまつわる最近の体験を分かち合うよう勧められ，これらの感情が社会的状況とどのように相互作用したかを説明するよう求められる。セッション4では，グループは，異なる感情を協働作業を通じてリストにし，定義づけする。これらの定義は，基本的な感情を要約したポスターを作成する際に用いる。セッション5では，グループは，**「他者の感情を推測する」**スライドを用いて，異なる感情に関連した表情を同定し，「感情ポスター」に表情の特徴を書き入れ，顔の表情に表れる感情を同定するために，これらの特徴を使うことを練習する。オプションである**「注意の方向づけプログラム」**スライドを，他者の感情を推測するプログラムの補足として利用することも可能である。セッション6では，患者は，**「表情変化過程」**スライドを用いて，微妙な感情を表す表情について推測し，新たな情報が追加されるのにしたがって推測を柔軟に更新することを練習する。最後にセッション7で，メンバーは社会的状況で妄想を体験している登場人物のビデオ症例を見て，自分の妄想（あるいは「疑い深さ」や「社会的な不快さ」）にまつわる体験を共有し，妄想が社会生活に与える影響について話し合う。

## 第1段階の目標

1. 治療同盟を築き始め，自己開示が楽になる素地をつくる
2. SCITと社会認知の概念を紹介する
3. 感情にまつわる個人的な体験について共有し，社会的状況と関連づける
4. 基本的感情を定義づける
5. 異なる感情に基づく表情を柔軟に区別する
6. 妄想を一感情として概念化する

**第1段階**

# セッション1・2 －導入

**目　標**
1. 治療同盟を築く
2. SCITと社会認知の概念を紹介する
3. 協働でグループ参加のルールを設定する

**教　材**
1. ビデオ場面1(DVD)
2. DVDプレーヤーとモニター
3. 模造紙とマーカー（グループ参加ルールのポスター用）
4. 練習パートナー課題（セッション1・2）

## セッション構成と手続き

**セッション1の冒頭に自己紹介をし**，SCITグループに参加予定のメンバーが全員出席していることを確認する。メンバーに，治療室や座席が快適であるかどうかを尋ねる。

メンバーに自己紹介を求め，**チェックイン**する。**自己紹介は短くすること（1～2分）**。

これらの紹介の後，他者との誤解を避けることで社会生活が向上するのを援助する目的のグループであると**SCITの簡潔な概略を述べる**。これは以下の点を含む。

- 人が様々な社会的状況でどのような感情を抱いているかを理解すること
- 結論への飛躍を避けること
- ある状況を理解するのに十分な情報がないときに，そのことを認識すること
- 社会的状況について情報収集するための戦略
- 上記の戦略を日常生活で使えるよう互いに援助し合うこと

以下の**SCITについての具体的な構造と活動内容**に関する情報を伝える。

- SCITは週1回，45～60分間，20～24週間行う（5～6カ月）
- セッションでは，ビデオやスライドに基づく議論，パズルやゲーム，自分の社会的体験の共有を行う
- 毎週大切なトピックがたくさんあるので，次の活動に移るために会話を中断させなくてはならないことがある
- チェックイン：毎回，セッションの最初に，治療者は短く各メンバーにその日の様子

を尋ねる
- 段階を説明する：最初の7セッションでは社会的な状況における感情の役割について話し合い，中間の8セッションでは社会的状況における真実とそうでないものを見分ける方法について学び，最後の5セッションでは，実生活における問題を理解し，解決するために，それまでに学んだことを用いる
- ホームワーク：毎週，メンバーには，次のグループまでにする活動や，セッションの外で考えておくホームワークが出される
- 電話と練習パートナー（「SCITの概観」を参照）

**社会認知の概念を紹介する**。以下の説明を用いてもよい。

あなたの考えや感情が社会的な状況での行動に影響を与えます。そしてあなたがどのように行動するかが，あなたの社会的状況についての感情や思考に影響を与えます。SCITでは，これらの3つのことが互いにどう影響を与えているかについて話し合います。

ホワイトボードに以下の**SCIT三角形を描く**。

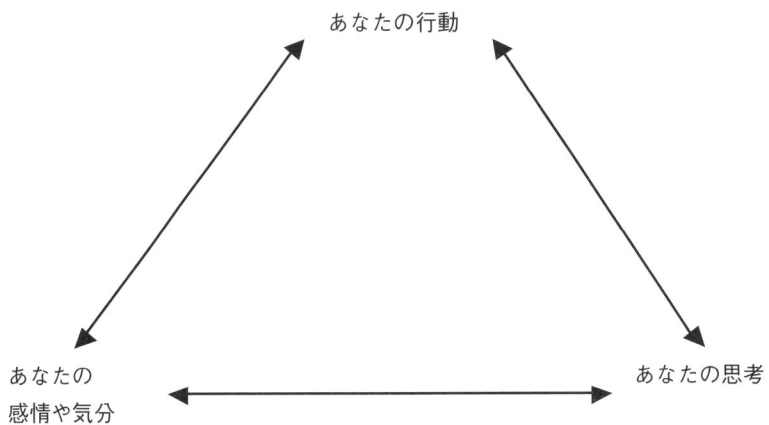

治療者自身やボランティアの実体験を，この三角形を説明する際の例として用い，質問や議論を促す。たとえば以下の通り。

では，この三角形がどのように機能するかの例を話します。昨日私はなぜかいやな気分でした。友人が電話してきて，私に一緒にある映画を見に行かないかと尋ねました。私は断り，その映画がつまらない映画のようだ，と伝えました。後で，友人に失礼な態度をとったことに気づき，いやな気分になりました。それでも，その映画を見に行くのは馬鹿げた考えだと思いました。

私たちが誰かと話すたびに，このような出来事——感情，思考，行動——が起こっており，

それらは互いに影響を与え合っています。

## 💿 DVD：場面 1

　思考，感情，行動が社会的状況でどのように相互作用するのかを示すもう 1 つの例として，**ビデオ場面 1 を見せて話し合う**。

　今から 2 人の人が話し合っているビデオを見ます。これを見ながら，それぞれの人の感情や思考がどのように行動に影響しているかを考えてください。

**以下のようなヒントとなるような質問を用いる**。
- このビデオでは何が起きましたか？
- それぞれの人は何を考え，感じていましたか？
- 松本さんが部屋にやってきたとき，佐藤さんはどのように感じましたか？（A：動揺している，怒っている，いらいらしている）
- なぜ佐藤さんはこのように感じましたか？（A：ちょうど飲み物をこぼしてしまったところだったので）
- 佐藤さんは松本さんに対してどのように行動しましたか？（A：無礼な態度）
- その結果松本さんはどのように感じましたか？（A：悲しい，傷ついた，怒っている）

　患者自身の日常生活の中から，感情が思考と行動に影響を与えた**例を分かち合う**。もしメンバーが例を出すのをためらっている場合は，治療者自身の生活から例を出す。例として以下の内容が挙げられる。
- とてもよい気分だったので，他の人にとても親切にした時のことを思い出せますか？
- 他の人が何を考えているかわからなかったために，誤解が生じてしまった時のことを自分の生活上の体験から思い出せますか？
- 誤解のために自分や他の人がいやな気分になってしまった時のことを思い出せますか？

**グループ参加のルールを設定する**。最後に，グループでどうすればよいかを皆がわかるように，グループ参加のルールを協働で設定したいと説明する。以下を，メンバーの意見を引き出したり，まとめるのに用いるとよい。

1. 他の人を尊重する
2. 他の人が話している時には注目する
3. 他の人の話をさえぎらない。もし他の人が話しているときに話したい場合は，手を

挙げる
4. 常に自分の行動が他の人にどのような影響を与えるかを考える

**模造紙にグループ参加ルールをマーカーで書き出し**，壁に貼る。SCITの最後まで，ルールを掲げておく。

**マニュアル改訂（2009）**：グループのメンバーに，取り組んでみたい社会的目標があるか，と聞いてみたくなるかもしれない。たとえば，SCITによって，もっと人づき合いがよくなりたい，もっと友達を作りたい，社会的状況でもっとリラックスしたい，などの重要な社会的目標の達成が可能になるだろうか。このことは，SCITがどのように日常生活で患者を援助できるか，に関する理解を深めることにつながる。また，もし治療者が社会的目標を設定するならば，きまって毎週，患者と一緒に目標を確認することが重要である（すなわち，目標の達成に向かって努力しているかどうか）。

**ホームワーク**
- 患者は自分の社会生活について改善したい点を2点書きとめる
- 患者は，次回までの1週間で自分の生活の中か，テレビで見た対人場面での誤解の例を書きとめる
- 各患者が選ぶホームワークに取り組むのを時々助けてもらえる相手として，「練習パートナー」の概念を紹介する
- 患者は「練習パートナー」を決め，その人と，患者が自分の社会生活を改善できる方法について話し合う

**多様性への対処**　SCIT三角形は，主として陰性症状をもつ患者には理解が困難な抽象的なモデルである。同様に，これらの患者にとっては，抽象的なレベルでのビデオ症例の議論が困難であるかもしれない。そこで，そのような患者に対しては，これらのセッションの具体的な面に焦点化することが望ましい。彼らには介入の残りの期間を通じて，これらのセッションの指導内容を吸収する十分な機会が与えられる。SCIT三角形の重要性について質問することは避け，ビデオを見た後で，「何が起こっていましたか」のように基本的な質問をするとよい。「あなたの人生で_____だった時のことについて思い出せますか」のような開いた質問はしない。代わりに，「今日ここに来る途中で誰かと話をしましたか？どうでしたか？」のような彼らの当日の様子について具体的で閉じられた質問で誘導する。

主として陽性症状がある参加者は，より抽象的で開かれた質問に，ある程度よい反応をするかもしれない。よって，SCIT三角形が彼らの生活にどのように当てはまるかについて例を考えるよう促し，ビデオ場面の登場人物がどのような思考や感情をもっているかを話し合うのは

適切である。

　迂遠と多弁が認められる参加者には，第1回のセッションから，発言の長さを限定するように促すべきである。初期のセッションで参加者を受容し，自分らしくいられる余地を与えることは特に重要であるが，発言の長さについては厳格な限界を設定するべきである。「ビル，全員に関わってもらい，グループの一員だと感じてもらいたいので，今は話をやめるようお願いします」のように，大まかな社会認知的な根拠をこれに対して示す。

　**ホームワークについての議論**：もしあなたのグループに，非識字者や重度の認知障害の参加者が高い割合でいる場合，書面でのホームワークの代わりに「電話相談」（本マニュアルの「SCITの概観」の章で論じている）を提案するとよい。これは，セッション外の社会的状況でスキル発達の機会を維持しつつ，参加者への認知的負荷を軽減することにつながる。

## セッション1・2の治療目標，具体的なテクニック，ヒント

| 治療目標 | テクニックとヒント |
|---|---|
| 治療同盟を築き始める | ◆治療者が自己紹介をしてから全員に自己紹介をするよう求める<br>◆明るい雰囲気を維持するために自分についての『楽しい』事実を2, 3点分かち合う<br>◆各メンバーが自己紹介をする際にさしさわりのない質問をする（例：出身地，好きな食べ物）<br>◆治療者自身の生活体験を思考，感情，行動間の関連を説明する例として用い，自己開示をモデリングする<br>◆回答の質よりも参加を求めていることを強調する |
| SCITの概観を示す | ◆セッション頻度，時間，セッション回数，全般的な目標，治療期間など，SCITの構成を説明する |
| 社会認知の概念を紹介する | ◆社会的相互作用を理解するための楽しく関わりやすい体験として，ビデオ場面1を紹介する<br>◆場面1で何が起こり，なぜ，どのように登場人物が感じたのかについて簡潔で大まかな質問をする<br>◆よくない社会的相互作用は否定的な感情を生み出すことと，誰でも否定的な感情を避けたいと思っていることを強調する<br>◆SCIT三角形を用いて，感情，思考，行動の間の相互作用を説明する<br>◆治療者自身や患者の生活から例を分かち合う<br>◆患者に，SCITはメンバー自身の生活場面での社会的相互作用を援助することを目的としていると伝える |
| グループ参加ルールを設定する | ◆協働的意思決定を促す<br>◆複数の可能なルールを提案して，メンバー自身による提案を促す<br>◆ルールを壁に貼り，1つずつ復習し，各々の理由を説明する<br>◆メンバーに，SCITを行う期間中に取り組める社会的目標を設定させる |

**第1段階**

# セッション3－感情と社会的状況

**目　標**
1. 社会相互作用が人の感情に影響を与え，逆もしかりであることを解説する
2. 感情と気分の概念を関連づける
3. 社会的状況において他者の観点をもつことを練習する
4. 練習パートナー課題（セッション3）
5. マニュアル改訂版（2009）：もし患者がSCIT三角形をすみやかに理解し，治療者が感情ポスターと感情のトレーニングにもっと時間を使いたい場合には追加セッションを行う

**教　材**
1. ホームワーク用配布資料「他人の立場に立ったらどう感じるか？」のコピー

## セッション構成と手続き

**セッション開始前に**，ホワイトボードか模造紙に**SCIT三角形**を描く。

グループメンバーにどんな気持ちか，どんな気分かを質問し，**チェックインする**。最初の患者に質問する前に，**適切なチェックインの見本を示す**。初期のセッションで，チェックイン回答を非常に短くすることに慣れさせることは重要である。**チェックイン中は，メンバーに，2～3文以上は話させないようにする**。以下，どのようにこれを行うかについての例を示す。

治療者：毎回，最初にとても手短にチェックインをしたいと思います。今日は，皆さんの調子がどうかを手短に教えてください。2，3語で，自分がどういう気持ちか，どういう気分かを教えてください［共同治療者に向かって］鈴木さん，気分はどうですか？

鈴木：ちょっと疲れていますが，このグループにいることが楽しみでもあります。［最初のグループメンバーに向かって］中野さん，あなたの気分はどうですか？

中野：いいです。

鈴木：そうですか。原田さんはどうですか？
原田：いいです。でもどうしてケースマネージャーが私をこのグループに来させているのかわかりません。もし私がいやだったら来なくてもいいと彼に言ってくれませんか？　来なくてもいいですよね。
鈴木：原田さん，そのことで心配しているようですね。解決するためのお手伝いをしたいと思います。でも今は，このセッションのために予定したことに集中する必要があるので，都合が悪いのです。セッションのすぐ後でそのことについて必ず話しますから，いいですか？
原田：彼は，1回だけセッションに来て，もし嫌なら続けて来なくていいと言ったのです。
鈴木：わかりました，ありがとうございます，原田さん。さて，次は高橋さんです。［次のメンバーに向かって］高橋さん，あなたはどうですか？　2，3語で，今日の調子がどうか教えてくれますか？

　この例で，治療者が原田さんの心配に十分に答えずにグループを進行したことに注目してほしい。これは，初期のセッションでは特に難しい問題だが，最初から予定通りきっちりと進める構造化されたグループだということを一貫して強調することが不可欠なためである。
　**グループに**，今後2〜3週間は，感情と社会的状況の関係を中心に扱うことを**伝える**。
**感情／気分と社会的状況の関係を話し合う**。
　社会生活を改善しようとしている場合，なぜ感情／気分について話すことが役に立つのかについての議論を始める。ヒントとなる質問としては以下のようなものがある。

　　このグループは社会生活をよくするためのものですが，なぜ感情についての議論に時間を費やしているのでしょうか？

　もし患者が理由を特定するのが困難なら，SCIT三角形の，状況が感情／気分に影響を与え，逆もしかりだと示している矢印に触れる。また，登場人物の感情を扱った**ビデオ場面1**（「こぼれた飲み物」）のことを思い出させる。
　以下を強調するように**議論を誘導する**。

　　…感情と社会的状況は互いに影響を与えており，もし私たちが社会的状況を改善したければ，感情を理解する必要がある。

　この議論では，以下のような要点に言及してもよい。
• 人との相互作用により感情が生じることがある（例：佐藤さんのせいで松本さんはい

やな気分になった)。
- もしある社会的状況で，特定の感情を感じているなら，感情はその相互作用がどの程度うまく進むかに影響を与える（松本さんの例のように）。
- 会話をしている人の両方に，相互作用によってある種の気分や感情が生じる。
- もし他の人がどう感じているかがわかれば，その人とうまくコミュニケーションがとれる。

**感情がどのように行動に影響を与えるかについての議論で，「気分」の概念を強調する。** なかには，行動に対する影響について，感情よりも気分の果たす役割の方が考えやすいという人もいる。

以下の，ヒントとなるような質問を用いてもよい。

誰かが「いやな気分」であるというのはどんな意味ですか？

「彼はひどくいやな気分だった」と誰かが言うのを聞いたことがありますか？

あなたの気分は，あなたの人との関わり方に影響を与えますか？

今あなたはどんな気分ですか？

以下は，この議論がどう展開するかについての例である。

> 治療者：特定の感情について話し始める前に，少し時間をとって，全体的に，なぜこのセッションで感情について話しているのかということについて考えましょう。このグループは社会生活を改善することが目的です。では，なぜ私たちは感情について話し合っているのでしょう。
>
> ［反応なし］
>
> 治療者：そうですね。社会的状況でいろんな気持ちを感じることはありますか？
>
> 2，3名の患者：はい。
>
> 治療者：わかりました。それでは，社会的状況のせいで，いろんな気持ちを感じることはありますか？
>
> 小野：はい。
>
> 治療者：小野さん，例を考えられますか？　他の人のせいでこんな気持ちになったというのはどんな時ですか？
>
> 小野：たとえば，誰かがプレゼントをくれれば，私は嬉しくなります。
>
> 治療者：いいですね。いい例です。社会的状況によって他にどのような感情が起こるでしょう？　田中さん，何か意見はありませんか？
>
> 田中：たぶん，怒り。
>
> 治療者：そうですね，いい例です。人はどのようにして他の人を怒った気持ちにさせることができるでしょうか？
>
> 田中：誰かが侮辱したら。

治療者：そのとおりですね，では，あなたは怒った気持ちのとき，いい気持ちですか，それとも悪い気持ちですか？
田中：悪いです。
治療者：ですから，社会的状況のせいでいい気持ちや悪い気持ちになるので，感情について話すのは役に立つのです。逆はどうでしょう。気分によって，その人の他の人に対する態度が影響されますか？
渡辺：もちろん。
治療者：どんな例がありますか？
渡辺：もしだるい気分の時だったら，人に意地悪に接するような。
治療者：そのとおりですね。私は，姉が怒りっぽいときには，邪魔をしないようにします。または少なくとも言葉には注意します。誰か，他の人の気分が悪かったので，自分がその人に対する接し方を変えた時のことを思いつく人はいますか？
田中：はい，父が仕事から家に帰ってきたときはいつも気分が悪かったので，私は父を避けていました。
治療者：田中さん，それはいい例です。それで，悪い関わりを避けられるように，お父さんがどんな気持ちでいるかに注意することを学んだようですね。そのとおりですか？
田中：まあそうですね。
治療者：このように，このグループで感情について話し合うことがよいという理由はたくさんあります。もし他の人が何を感じているかがうまくわかるようになれば，嫌な気持ちになるような状況を避けることができます。

この例では，治療者が大まかな質問から始め，個人的な例を引き出し，これらの例を主要なポイントに関連させている。治療者が自己開示の見本を示していることにも注目せよ。

## 演習：他人の立場に立ったらどう感じるか？

配布資料「他人の立場に立ったらどう感じるか？」を使って**協働で議論する**（付録B）。

**配布資料に回答を記入する前に，各項目における登場人物の感情反応について，自分の顔の表情を用いて表すように促す。**たとえば，まず「もし，たった今自分に同じことがあったとしたらどんな顔をしますか？」と言い，それから「あなたの顔に出ていた気持ちはどんなものですか？」と尋ねる。回答を考える際，互いの顔の表情に注目するよう患者に勧める。表情を作るのをためらう患者にはあまり無理強いしないで，これが他者の感情を理解するのに重要だと説明する。あなたが表情を作る見本を示すことでノーマライズし，練習を気軽で楽しいものにする。

この練習を通じて，このホームワークの大切な点を強調する。すなわち登場人物の感情

に対して対人的な相互作用が果たす役割である。

**メンバーが記入し終えた配布資料を保管する**。セッション14（第2段階）でこの演習をもう一度紹介し，記入済みの資料にふれるオプションがある。

> **ホームワーク**
> - 患者はこの1週間の間に経験した気分をいくつか記入する
>   - 患者は，練習パートナーにSCIT三角形を説明し，パートナーが先週どんな感情をどのような状況で体験したかを明らかにする
> - 他者にみられた気分や感情を書き出す
> - 患者は，社会的状況のせいで，ある特定の気持ちになった時のことを書きとめる
> - 患者は自分の気分が行動に影響を与えた時のことを書きとめる

**多様性への対処**　議論の中で，陰性症状の強い患者には，「他人に対して楽しい気分と怒った気分のどちらで話す方がよいですか？」のような閉じた質問をする。

もしあなたのグループに非識字者や陰性症状の強い患者が高い割合でいる場合，配布資料**「他人の立場に立ったらどう感じるか」**，を用いずに口頭で行うことにしてもよい。もし資料を用いるなら，治療者が読解が困難な患者の横に座り，援助をする。

感情の平板化した患者にとっては，表情を作ることが非常に困難であるかもしれない。大体でもよいので継続的に取り組むよう勧め，これらの患者が少しでも進歩が認められた場合は積極的に強化し，困難はあっても試し続けることを推奨する。また，初期のセッションでは，こうした患者には，より簡単な表情を作るよう求め，感情の平板化がない患者には，より難しい表情を作るよう求める。

簡単な表情の動きには以下のようなものがある：口を大きく開ける（驚いた場合），首を垂れて下を見る（悲しい場合）。中等度の動きは：目を見開く（驚いた場合），笑う（楽しい場合），しかめっ面（悲しい場合）。より難しい動きとしては：眉を上げる（驚いた場合），眉をひそめる（怒りの場合），鼻にしわをよせる（不快の場合）。

## セッション3の治療目標，具体的なテクニック，ヒント

| 治療目標 | テクニックとヒント |
|---|---|
| 社会的状況が人の感情に影響を与え，逆もしかりであることを明らかにする | ◆感情に影響を与える状況を引き出す。<br>・あなたの気持ちに影響を与えた状況にはどんなものがありますか？（よい気持ち，悪い気持ちのどちらでも）<br>◆参加を促すために治療者自ら自己開示を行う<br>◆先週のビデオについて話し合う<br>・佐藤さんの失敗にまつわる感情は，彼女の松本さんへの態度に影響を与えましたか？<br>◆感情と社会的相互作用を関連づけるSCIT三角形について話す |
| 感情と気分の概念を関連づける | ◆感情／気分が行動に与える影響について議論するとき，「感情」の代わりに「気分」という言葉を用いることを促す<br>◆以下のヒントを議論に用いる。<br>・「いやな気分」とはどんな意味ですか？<br>・誰かが「彼はとてもいやな気分だった」というのを聞いたことがありますか？<br>・あなたの気分は，他人に対する態度に影響を与えますか？ |
| 社会的状況において他者の観点をもつことを練習する | ◆配布資料「**他人の立場に立ったらどう感じるか**」についてセッションを通じて持続的に取り組む<br>◆参加者に，説明された状況にいる自分をイメージするか，自分の生活体験の中から類似の状況について思い出すよう勧める<br>◆患者に，様々な感情に関連した表情を作るよう促す，表情を作ることで他者がどう感じているかを想像する助けになると説明する |

| 第1段階 |
| --- |

# セッション4－感情を定義づける

**目　標**
1. 6つの基本感情（うれしい，悲しい，腹立たしい，驚いた，嫌だ，怖い）を定義する
2. すべての基本感情について，患者の日常生活の中から実例を挙げてもらう
3. それぞれの感情に伴う顔の表情を書きとめてもらうか，伝えてもらう
4. なぜ妄想（社会に対する不快，疑心，社会不安などとも言い換えられる）が「感情ポスター」に含まれるべきであるのか，について議論し，結論を導き出す
5. 練習パートナーとの練習（セッション4・5）

**教　材**
1. 模造紙とマーカー
2. ホームワーク用配布資料「**日常生活での感情**」のコピー
3. 練習パートナー課題（セッション4・5）

## セッションの構成と手順

　**チェックイン**の前に，今日は，グループで気分や感情を定義づけることに焦点を当てる予定であることを**説明する**。心理教育的に重要な以下の事柄を用いて，**感情の受け取り方や表出のしかたをノーマライズする**。
1. 気分や感情は良し悪しではなく，あるがままに存在するものである。気分や感情は，身体が自分自身に情報を伝える手段となっている。
2. 私たちが感情を選ぶことはできない（時々，感情を左右することはできるが）。
3. じっくり観察すれば，たとえ，それがほんのかすかなものであったとしても，自分がいつも何らかの気分や感情を抱いていることに気づくだろう。
4. 自分の気分に気づいたり，それを表現したりすることに慣れていないと，その気分を明確に同定することは難しいかもしれない。

　**チェックイン**：どんなものでもよいから，そのときに感じている気分や感情を表現する言葉を考えてみるように患者に求める。その際に，治療者自身も自分が感じている感情を

はっきりと表すことによって見本を示す。SCITの初期段階では，患者の反応の質よりも，彼らが参加することの方が重要である。たとえ彼らが「感情を意味する言葉」を自発的に使えなくても，それを強いるべきではない。

**感情や気分を表す言葉についてブレインストーミングを行う**。グループメンバーに，思いつけるだけたくさんの感情や気分を列挙するように求める。彼らの挙げた言葉をすべてホワイトボードに書き出す。

メンバーが，感情を意味しない言葉（眠い，意地悪な，賢い，など）を挙げる可能性もある。また，漠然とした，あるいは曖昧な感情を表す言葉（よいとか悪いなど）を挙げることも予想される。この時点では，こうした言葉も受け入れて，ボードに書くことにする。

もしメンバーがこの作業に苦労したり，6つの基本感情（すなわち，うれしい，悲しい，腹立たしい，驚いた，嫌だ，怖い）の全部を挙げられない場合は，まだ挙げられていない感情が起こりそうな状況を提示することによって，反応を促す。たとえば，以下の通り。

治療者：いいですね。感情をうまく言い表す言葉がボードに並びましたね。誰か，これ以外の言葉を思いつきませんか？
［無反応］
治療者：もう少しあるように思いますが。たとえば，突然ドカンと大きな音がしたら，皆さんはどう感じるでしょうか？
［無反応］
治療者：田村さん，もし今ドカンと大きな音がしたらどう感じると思いますか？
田村：そんな大きな音は嫌です。
治療者：そうですね。それでは，最初にどうしますか？　大きな音が聞こえたらどうしたらいいでしょうか？
田村：そんなこと考えたことありません。たぶん，びっくりして椅子から飛び上がりますね。
治療者：いいですね。そうしたら，予想していなかったことが突然起きて，思わず飛び上がってしまうようなときに，どう感じるのかを表すのにふさわしい言葉は何でしょう？
伊藤：びっくりした？
治療者：いいですね，伊藤さん。そう，田村さん，あなたもびっくりしたり，驚いたりするでしょう？
田村：そうですね。
治療者：はい。それでは，その言葉をホワイトボードに書くことにします。


6つの基本感情のすべてがボード上のリストに挙がったら，感情を表す言葉はたくさんあること，しかし，今後は，挙げられた多数の言葉の意味を含んでいる，この6つの言葉だけに焦点を当てていくことを説明する。6つの基本感情を表す言葉を丸で囲む。**喜び，**

悲しみ，怒り，驚き，恐怖，嫌悪。

 **協働で6つの基本感情を1つずつ定義づける**。回答者が，正しいがまだ不十分な返答をしたら，ほめるとともに，他のメンバーにさらなる情報を求める。不正確な答えを手直しするために，メンバーたちと何度もやりとりをする。感情を表す6つの言葉のそれぞれについて，満足できる定義にたどり着くまでこうした作業を続ける。

 **感情の定義をホワイトボードか模造紙に書き出す。**

 上に挙げた例と同様に，よりよい定義を生み出すために，治療者は回答の方向づけを行ってもかまわない。たとえば以下の通り。

> 治療者：はい。私たち全員が，それぞれの感情がどういうものであるかを理解していること，そして，その感情が意味することについて意見の一致が得られていることを確認するために，それぞれの言葉について話し合いましょう。最初は「悲しみ」です。誰か，悲しみの意味を説明できますか？

［無反応］

治療者：山本さん，どうですか？ 悲しいと感じることはどういう意味でしょうか？
山本：わかりません。
治療者：それなら，今までに悲しいと感じたことがありますか？
山本：はい，ありますよ。
治療者：どんな感じでした？
山本：嫌な感じだったと思います。
治療者：そうですね。［ホワイトボード上の「悲しい」の横に「嫌な気分」と書く］さあ，それでは，嫌な気分を感じる時の感情というのはいくつかあるので，もっとぴったりくる表現がないか考えてみましょう。「嫌な気分」というのは「腹が立つ」と同じですか？
山本：わかりません。
治療者：はい。それでは和田さんはどう考えますか？ 悲しいという感じは，腹が立つと同じですか？
和田：違います。悲しいというのは泣きたい時の気分に似ています。腹が立つというのは，誰かに何か意地悪をされて，その人のことをとっても怒っている時ですね。
治療者：いいですね。山本さんと和田さんの答えを1つにまとめると，悲しみとは泣きたくなるような嫌な気分，ということになりますね。

 **グループメンバーからの実例**。感情を定義づけることの一部分として，グループのメンバーに，それぞれの基本感情を実際に感じたことがある状況，あるいは，おそらくは感じるであろうという状況を同定させてみる。メンバー全員に，1人につき最低2つの感情について例を挙げてもらう。もし，苦労するメンバーがいたら，その言葉の定義と他のメンバーが使った状況を思い出させる。また，苦労しているメンバーには，実際に起きたこと

はなくても，おそらくその感情を感じるだろう，というような状況を想像してみるように勧めてもよい。

**「妄想的」を定義づける**。もしブレインストーミングの間に，「妄想的」，「疑心」，「対人不安」あるいはそれと関連するような言葉が挙がった場合には，少しだけ時間をとって，こういう感情を体験した人が他にもいないか，とメンバー全員に尋ねてみる。すでに挙げられている言葉のうち妄想に関連するようなものを丸で囲むか，あるいは，関連する言葉がまだボード上にない場合は，「妄想的」，「疑心」と書き，丸で囲む。メンバーに，感情を定義づけるポスターに含めるべき，このカテゴリーの言葉を1つだけ決めてもらうようにする。どうすればこうした作業がうまく進められるか，そのやりとりを以下に記す。

治療者：さあ，みんなで考え出した言葉のリストを眺めてみると，まだ定義していない大切な感情がいくつか残っているようです。私は，リストに挙がっているいくつかの言葉は，同じことを意味しながら違った表現になっているのでは，と考えているところです。小林さんは「疑心」を挙げ，井上さんは「人といると不快」を挙げましたが，この2つの言葉には何か似たところがありますか？　その上で，妄想的という言葉はどうでしょう？　[ボードに書いて丸で囲む] たとえば，妄想的という感情は疑心，と似ていませんか？　小林さん，あなたはどう考えますか？

小林：もし妄想的であれば疑い深くなると思います。でも，妄想的でなくても不快だ，と感じることはたくさんあります。

治療者：石田さんはどう思いますか？

石田：ええ，僕も妄想的になっているときには疑い深く行動すると思います。

治療者：妄想的は感情ですか？

石田：わかりませんが，そんなものですかね。

加藤：私はそう思いません。妄想的は，人が自分に危害を加えようとやっきになっている，と考えている時のものですから。それは，人のことが信じられない時のことです。

治療者：妄想的になっている人はどんなふうに感じるでしょうか？

加藤：怖い，と思います。たぶん。

治療者：他の方はどう考えますか？　妄想的か疑心，を感情としてリストに含めるべきでしょうか，それとも，疑い深くなっているときには，違う感情が起きるでしょうか？

小林：疑心，がいいと思います。それは感情です。

井上：僕は，疑心はふるまい方だと思います。妄想的の方が，どう感じるか，に近いと思います。

治療者：それでは，「妄想的／疑心」を感情としてボードに書くのはどうでしょう？　どんなふうにこの言葉を定義しましょうか？　[グループは他の感情を定義づけしたように，この言葉を定義づけする作業を続ける]

**患者に基本感情を感じた時の実例を挙げさせる**。グループに，それぞれの基本感情を感じた時やその時の状況の両方，またはそのどちらかを書きとめさせる。反応を促すために，どんな状況でうれしい／腹が立つ，などの感情が非常に強くなるのかを考えるように求めてもよい。すべての基本感情についてこの作業を行う。次の感情での作業に移る前に，全員のところを回り，各患者に例を書かせる。

**「感情ポスター」を作って壁に掲示する**。次のセッションが始まる前に（あるいは，時間に余裕がある場合にはセッション内での演習として），7つの言葉の正しい定義（妄想的／疑心，も含めて）をポスター上にきちんと書き出す。そして，治療室の壁に貼り出す。セッションで患者が座ったまま参照できるように大きく書く。異なる感情に応じて表情に表れる，それぞれの感情に特徴的な手がかりを定義の下に書き足せるだけのスペースは残しておく。この情報は，グループの協働作業によってセッション5・6で追加されることになる。

この「感情ポスター」はSCITコースの最後まで壁に貼り続けておくべきである。このポスターの内容として推奨される事項は本マニュアルのセッション6の後に記されている。

**ホームワーク**
- 議論した7つの感情のそれぞれについて，この1週間のうち，いつ感じたかを明らかにする
- 過去の日常生活で，7つの感情のそれぞれを感じた時のことを書きとめる
- ある特定の感情をもたらすことが多い状況や活動を思い浮かべる
- 配布資料「日常生活での感情」（付録B）に記入する
  - 練習パートナーと一緒に，それぞれが自分の日常生活で感情が生じた例を挙げながら，配布資料を使って復習する
- 最近，どんな感情を感じたか，どんな状況で違った感情を抱くのか，について練習パートナーと会話を始める

**多様性への対処** 陰性症状の目立つ患者で感情の認知や再認がうまくいかない場合は，注意，思考の統制，概念の組織化などの基本的な認知機能の障害が，その原因の一部となっている可能性がある。自分自身の感情を認識したり，言語化したりすることができないというアレキシサイミア（alexithymia，失感情症）もまたその原因になっている可能性がある。この障害は，SCITによる介入の全体を通じて持続的な影響をもつため，患者にアレキシサイミアの徴候がないかを注意深く観察し続けることを勧める。アレキシサイミアのある患者では，可能な感情を即座にかつ主観的に理解することが困難な場合が多い。重篤な認知機能障害のある患者同様，アレキシサイミアのある患者は，そうでない患者に比べて，感情認知の

課題（以下の2セッション）に含まれている感情認知に対する体系的アプローチおよび感情ポスターから，より多くの恩恵を受けるだろう。こうした患者は，表情の手がかりと感情を表す言葉を概念として結びつける，という基本的な訓練を繰り返すことによって得るところが大きいだろう。したがって，著者は，これらの患者に対する，SCITを用いた介入の全段階を通じて，感情ポスターを利用することを繰り返し強調するように薦める。

重篤な陽性症状をもつ患者は，感情と関係した社会認知の**歪み**の影響をより受けやすい可能性がある。彼らは，他の人よりも妄想的な体験にさらされることも多く，自分の考えをはっきり表現できるだろう。しかし，彼らは妄想的であると自己開示することにはより警戒的でもあるだろう。妄想について詳細に語ってもらうには，まずは，メンバー以外の他人にみられる妄想体験に議論を集中させること，および疑心の体験をノーマライズするように努めることが重要である。

高機能の患者にとっては，感情の基本定義を見直す必要はないかもしれない。しかし，それでも感情に関する体験を明確に話すことに苦労する可能性がある。異なる感情ごとに生じる生理的体験を深く理解するためには，下記の，横軸がよい／悪い，縦軸が過覚醒／低覚醒，をそれぞれ示す図を描かせてもよい。ボードに2本の軸を描き，それから，下記の記入例のように，重要な感情をどの位置に書き入れるべきかを協働作業で決定していく。過覚醒 対 低覚醒という概念も，グループ活動を始める前のチェックインに組み入れてもよいだろう。

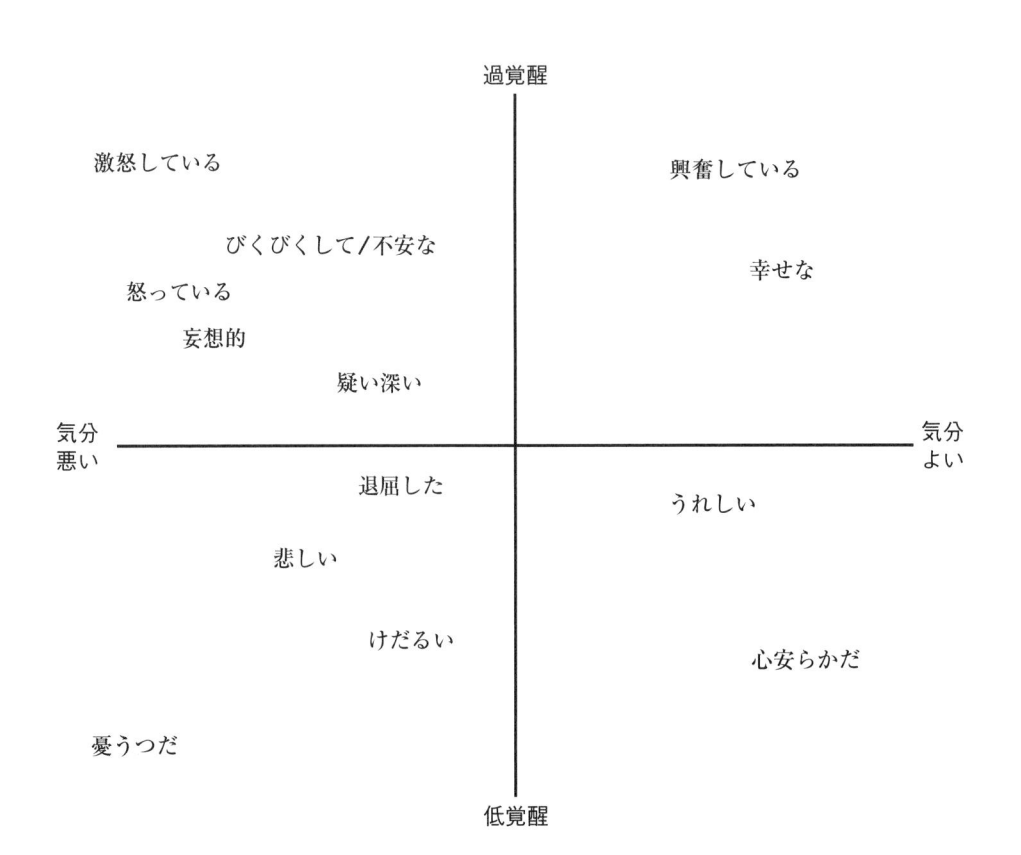

```
                          過覚醒
                            |
  激怒している              |        興奮している
                            |
        びくびくして/不安な |
    怒っている              |            幸せな
          妄想的            |
              疑い深い      |
  気分                      |                    気分
  悪い ─────────────────────┼───────────────────── よい
                            |
              退屈した      |
                            |        うれしい
            悲しい          |
                            |
              けだるい      |
                            |            心安らかだ
                            |
    憂うつだ                |
                            |
                          低覚醒
```

## セッション4の治療目標，具体的なテクニック，ヒント

| 治療目標 | テクニックとヒント |
| --- | --- |
| 6つの基本感情を定義づける | ◆感情や気分を表す言葉のブレインストーミングを行う<br>◆ヒントとなる質問を使って7つの基本感情の同定を援助する<br>◆治療者自身の日常生活での実例を使って，定義を方向づける<br>◆患者の日常生活での実例を利用して，定義を方向づける |
| 6つの基本感情すべてについて，患者の日常生活から実例を引き出す | ◆定義づけする過程の一部として，患者から具体的な例を引き出す<br>◆治療者自身の生活での実例を患者と共有することによって，リラックスした自己開示の見本を示す<br>◆まずは，開放的で話し好きなメンバーに例を挙げてもらう<br>◆他の感情の場合よりも共有しやすい体験であるため，最初に，うれしい，驚いた，を定義づける |
| なぜ，妄想的（社会に対する不快，疑心，社会不安などとも言い換えられる）を感情ポスターに含めるべきであるのかについて議論し，結論を出す | ◆まったく別の議論として「妄想的」を提案するのではなく，滑らかに話をつなげるために，ブレインストーミングの内容を利用する<br>◆患者自身が挙げた言葉を使って，他のメンバーも同じような感情を感じた経験があるか，という議論の方向づけを行う<br>◆意味が似ていたり，関連していたりする感情を表すような他の言葉を挙げてもらう<br>◆妄想的という言葉を誰も言い出さない場合は，「疑心」は感情か，と尋ねてみる<br>◆同様に，「妄想的」について尋ねてみる<br>◆このカテゴリーを意味する言葉を協働しながら1つだけ決定し，可能であれば患者の誰かが挙げた実例を利用しながら，皆でこの言葉を定義づける<br>◆どのような言葉が選ばれても，その感情の極端な形として，「妄想的」を定義の中に含める |

## 第1段階

# セッション5－他者の感情を推測する

**目　標**
1. 社会的な事実と推測の違いを認識する
2. 基本感情の表出に関係する顔の手がかり（すなわち，事実）を同定する
3. 顔の手がかりに基づいて，他者の感情を正しく推測する能力を高める
4. 表情から行う感情推測の質に対するメタ認知的認識を高める
5. 感情に関係する顔の重要な動きをまねる技法を高める
6. 顔の表情から得られる手がかりを，協働で感情ポスターに書き足す

**教　材**
1. 前回のセッションでその一部を作成した感情ポスター
2. 「**他者の感情を推測する**」スライド（CD-ROM）
3. セッション内配布資料「**他者の感情を推測する**」
4. 「**注意の方向づけプログラム**」スライド（CD-ROM）（オプション）
5. セッション内配布資料「**注意の方向づけプログラム**」（オプション）
6. パソコンとプロジェクター
7. 投影用のスクリーンあるいは壁
8. ホームワーク用配布資料「**表情シート**」のコピー

## セッションの構成と手順

　**セッション5を始める前に**「他者の感情を推測する」をすぐに映せるように，パソコンを起動し，スクリーンや室内での椅子の配列を整える。

　**チェックインの前に，感情ポスターをグループに示す**。このポスターが前週にグループで話し合って決めた情報を含んでいること，今週は内容の追加を行うこと，以後のセッションを通じてこのポスターを参照すること，に注意を促す。

　**チェックイン**：前セッション同様，その時感じている気分や感情（複数でもよい）を簡潔に表現するように患者に促す。ここでも，自己開示によって見本を示し，ノーマライズを行う。患者の回答があまりに漠然としている場合は，もっと具体的な回答ができるように，感情ポスターを利用するように促すのもよい。「無理強いの選択」技法を使って，患者からこうした回答を引き出せるかもしれないが，結論まで無理強いしてはいけない。た

とえば以下の通り。

  治療者：宮崎さん，今どんな気分ですか？
  宮崎：いい気分です。
  治療者：いい気分？　いいですね。先週，私たちは気分や感情を表す言葉をたくさん探し出しましたね。今感じていることを表現するのにぴったりくるような言葉は他にありませんか？
  ［無反応］
  治療者：それでは，たとえば，「感情ポスター」に書かれた言葉のどれかをほんの少しでも感じていませんか？（ポスターを指しながら）
  ［無反応］
  治療者：えー，いい気分なのはわかりました。はっきりそう言ってくれましたからね。それでも，気分がいいと感じている場合でも，ときには，もう少しよく注意すると，ほんのわずかでも別の気分も感じていることに気づけますよ。宮崎さん，もしあの6つの言葉の中から，今，ほんのわずかでも感じているものとして1つだけ選ぶとしたら，どれにしますか？
  宮崎：うーん…［ポスターをじっくり読む］
  治療者：［少し待った後に］ちょっとうれしい，ちょっと悲しい，どちらが今の気分に近いか教えてもらえますか？
  宮崎：答えたくないです。
  治療者：そうですか。問題ありませんよ。森田さん，あなたはどうですか？　元気にしていますか？

　今日は，顔の表情をもとに他者の感情を推測する練習を行う予定であることを**説明する**。**「推測する」が何を意味するのかを明らかにするために，以下の3点を強調する**。
1. 感情は心の中で起こるため，他者の感情を見たり，聞いたり，それに触れたりすることはできない。
2. このことは，他者がどんな感情を抱いているか，について100％確信ある答えを得ることはできない，ということを意味している。ただ推測できるだけである。
3. **しかし**，時には，顔の表情（すなわち，顔の手がかり）に関する事実を利用して，おそらく正しいだろうという程度の推測を行うことは可能である。

　顔の表情と感情推測の関係について，メンバー全員が理解したことがはっきりしたら，感情と関係のある**顔の手がかりの例をいくつか挙げてもらう**。たとえば，額にしわが寄っているのは，怒りを感じていることの手がかりになる。グループを援助するためには，治療者が1つか2つ，例を挙げる必要があるだろう。

## 演習：他者の感情を推測する

これから，人の顔写真を見て，その人物が感じている感情を推測する，ということをグループに**説明する**。

グループのメンバー全員の参加を引き出しながら，「**他者の感情を推測する**」**のスライドを進める**。それぞれの顔写真に対して，以下の3つの問題について協働で議論する。

- 感情に関連するどのような手がかりが見られるか？
- こうした手がかりに基づくと，その人の表情について最もありえそうな感情は何か？
- 自分の推測の確からしさはどの程度か？

SCITのまだ早い段階でこの作業を行うのであるから，これをグループでの議論や協働作業を促進するよい機会として利用する。可能であれば，メンバー間で意見が違った推測について，互いを対立させるのではなく，合意が形成されるように努める。感情の推測における，一般的で自然な解釈を強調する。

スライドでは，スライドごとに最善の推測（すなわち，正答）を教示するために「調査の結果では…」というフレーズが使われている。これは，「家族の確執」というゲーム番組から採られたものであるが，2つの理由で使われている。(1)この演習に，冗談っぽく，ゲームを楽しむような雰囲気を与えるため。したがって，治療者は，できるだけリラックスし，適切で，盛り上げ上手だ，とメンバーが感じられるように，ゲーム番組の司会者が果たすような役割を務めることが望まれる。(2)「最善の推測」となる回答は，これらの顔写真を数百人に提示して実証された，集団での標準によって求められる。治療者が望めば（あるいはメンバーから要請された場合），顔写真ごとの正式な「最善の推測」の決め方を説明してもよい。

それぞれの顔写真について，推測が誤っている場合には，写真に戻り，正しい推測に役立つ表情の手がかりを注意深く見直す。メンバーが，正しい推測や誤った推測の根拠となった手がかりのすべてを，正確に見分けられるように援助する。最善の推測に関してグループ内に意見の不一致がある場合にもこうした見直しを行うとよい。

### 確信度を判断する

メンバーに，顔写真ごとに，「自分の推測の正しさをどれくらい確信していますか？」という質問に答えてもらう。その際，各顔写真の次のスライドで示される0～100のスケールを使用する。必要なら，数分をかけて推測についての確信度の意味を明確に説明し，メンバー全員がこの概念を理解していることを確認する。確認する目的は，自分たちが行っている推測の質に対する参加者の意識を高めることにある。「結論への飛躍」が認められる患者は，推測が間違っていたり，事実の裏づけが十分でないにも関わらず，過度の確信をもっているので，注意を要する。しかし，この段階では，こうした過度の確信を正す

ことは特に重要ではない。

**顔まねを用いる**

　スライドを通じて，参加者が自分の回答についてよく考えながら，映された顔の表情を**まねることを勧める**。他者の顔の表情をまねることは，その人がどんな気分でいるのかを推測するための新たな方法であること**を説明する**。

　使われる技法
　1）スライドに映された表情に似た表情づくりに努める
　2）自問する：自分の顔が写真の顔のようになったとき，どんな気分になるか？

　参加者は，人前で自分の顔を歪めたりすることを，しばしばためらうだろう。これに抵抗を示す者もいれば，この技法をきちんと実行しようとして苦労する者もいる（特に感情の平板化を伴う患者の場合）ことを予期しておくべきである。この演習が楽しいものになるように努める。**自分も全面的に顔まねに関わって**，メンバーのために顔の表情の見本を示すまた，メンバーの中に，楽しみながら顔の表情をまねる者が普通1～2名はいる。他のメンバーの注意を喚起するために，楽しんでいる人を利用する。

**感情ポスターを発展させる**

　スライドでの演習を続けながら，感情を推測するときに，グループのメンバーがどのような顔の手がかり（たとえば，「恐い」に対して「上がった眉毛」）を利用しているのかを述べてもらうこと，また，**こうした手がかりを感情ポスターに書き込んでいくこと**，を促す。

　たとえば，以下のやりとりの中で，治療者はこのアプローチを使って，笑うことと嬉しいという気分を結びつけている。

　　［グループが，笑っている人に対して怒っているように見える，と推測した後，スライドがその結果は誤っていることを示す］
　　治療者：さて，さっきの女性は怒っているという我々の判断は誤っていて，彼女は嬉しいのだ，と画面には示されています。嬉しいと感じているかもしれない，ということを示してくれる手がかりは何でしょう？
　　木村：にっこり笑うこと，です。
　　治療者：では，どうすれば人が笑っているとわかりますか？
　　内田：見れば笑顔とわかりますよ。
　　治療者：何が見えるのでしょうか？　さっきの女性の笑顔の場合はどうですか？
　　内田：そう，口ですね。歯が見えるでしょ。彼女は笑っています。
　　治療者：そうですね。それでは，歯が見えるように口を開けているということは笑顔を意味するのでしょうか？
　　木村：そうですね。
　　内田：いつもじゃないですが，普通はそうですね。
　　治療者：［うなり声をあげるように口を開けながら歯を見せる］さあ，私は歯を見せていますが，笑ってますか？

内田：[笑いながら]いや，意地悪そうに見えます。笑っているときは，口角が上がります。

治療者：内田さん，見せてください。笑顔を作ってみてください。

内田：できません。ただ笑顔をつくるだけなんて，どうしていいかわかりません。

治療者：ほんの1秒ほど前，私のことを笑ったときに笑顔を浮かべていたと思います。多分，私がおかしな顔をすれば，あなたはきっとまた笑いますよ。[治療者は顔をゆがめてみせる。内田はクスッと笑う]

治療者：ほらね。今のは笑顔だったですね？ 口角が上がるのが感じられましたか？

内田：ああ。確かに笑顔だったです。それに，頬がカリカリいって，息がフーッと抜けたのを感じました。

治療者：[これらの顔の手がかりを「感情ポスター」の「喜び」の項の下に書き込む]もし笑っているとすると，それはたぶん嬉しいからですね？

木村：そうです。

治療者：他の人の感情を推測するのにとても役立つ情報ですね。

## 感情トレーニングのステップの要約

1) ある顔を刺激としてスクリーンに映す
2) 全員に顔まねを求める
3) 患者に回答とそれに対する確信度を書いてもらう
4) 全員を回り，個々に回答を求める
5) 正解を示す
6) 正答した患者にはどのような情報が役に立ったかを尋ね，誤答した患者にはどのような情報を利用したかを尋ねる。次いで，確からしさのレベルを比較する。その後，次のスライドに移る。

## SCITを通じて感情ポスターを使用する

**セッション5が終わったら，最後のセッションまで使えるように，感情ポスターを治療室の壁に貼りつける**。本マニュアルのセッション6の後に，このポスターの内容の1例が示してある。感情ポスターは，壁に掲示するだけでなく，各患者に，本人用となる感情ポスターのコピーを渡す。

セッション6以降のSCITによる介入全体を通じて，セッション4・5で学んだ感情知覚の技法（顔の表情をまねる，特定の感情の表出と関係する顔の手がかりを識別する）を患者が練習できる機会をつくる。したがって，これらの技法を練習するように促すコメントは，この後のセッションでも見ることができる。

# オプション課題

### 注意の方向づけプログラム

　デニス・コームズは，感情認知用の注意の方向づけプログラムを開発した。2つの研究結果から，このプログラムの利用が感情認知および社会機能の改善と関係することを見出した。コームズは，SCITの共同開発者でもあり，注意の方向づけプログラムのSCIT版を提供している。このプログラムは，5つの顔による練習と20の顔によるテストで構成されている。このプログラムは，患者が顔の中心部分に注意を向けることに焦点を当てており，その結果として，感情認知が改善することにつながる。患者のホームワーク用のメッセージは，注意の焦点を目と口に当てる，ということであり，これは他者の感情を知覚する際に役立つ手がかりとなる。

### 感情ポスターを個人化する

　意欲のあるメンバーについては，感情を表している自分自身の写真を感情ポスターに加えることができる。しかし，多くのグループメンバーは自分の写真を撮られることを嫌がる可能性があるので，これはあくまで**オプション**である。治療者もまた，感情を表している自分自身の写真を撮り，これを感情ポスターに加えてもよい。こうすることで，感情ポスターに新たな側面が加わることになる。

> **ホームワーク**
> - 患者は，「**表情シート**」（付録B）の写真に示された感情を当てる。このホームワークの結果を検討するときには，適切な感情を選ぶのにその顔のどんな特徴を利用したのかを患者に尋ねる。
> - 患者は，練習パートナーの顔まねと，その顔に表れている感情を推測する練習を行う。

## セッション 5 の治療目標，具体的なテクニック，ヒント

| 治療目標 | テクニックとヒント |
|---|---|
| 社会的な事実と推測の違いを認識する | ◆他者の感情を見たり，触れたりすることはできないので，推測しかできない，という事実について話し合う<br>◆正しい推測に役立つ事実としての表情について話し合う<br>◆ある感情と関係する表情の例を患者から引き出す |
| 基本感情の表出に関係する顔の手がかり（すなわち，事実）を特定する | ◆「他者の感情を推測する」の演習は，顔の手がかりの特定につながる，下記のようなヒントとなる質問を使う<br>・なぜ彼はああいうふうに見えるのか？<br>・彼女の顔の何があなたにそう言わせるのか？<br>・彼女は口・目・眉毛・額をどんな格好にしているか？ |
| 顔の手がかりに基づいて，他者の感情を正しく推測する能力を高める | 「他者の感情を推測する」の演習の間<br>◆反復練習を通じて技法を上達させる<br>◆参加者たちの推測が1つにまとまらないときは，議論やディベートを推奨する<br>◆確信度を含めて判断する<br>◆顔の表情をまねる |
| 感情と関係する顔の重要な動きをまねる技法を高める | 「他者の感情を推測する」の演習の間<br>◆スライドに映った表情をまねることを促す<br>◆表情をまねる見本を示す<br>◆表情を，顔まねを行うべき部分に分解する（たとえば，上がった眉毛，開いた口，皺のよった鼻）<br>◆患者の安心感と参加を最大限に引き出すため，楽しい雰囲気で参加者の注意を惹く<br>◆苦労している患者に対しては，写真に近づく努力が続けられるようにほめ言葉などで強化する |
| 表情から得られる手がかりを，協働で感情ポスターに書き足す | ◆「感情ポスター」に書き加える手がかりに関する合意を形成するために，個々のメンバーが同定した表情の手がかりをグループで検討する |
| オプション課題を利用する | ◆注意の方向づけプログラム（スライド）を利用する<br>◆患者が自らの個人的な感情ポスターを作成する |

### 第1段階

# セッション6－感情推測の更新

| 目　標 | 1．表情から感情を特定する能力の継続的な向上を図る。<br>2．表情から感情を推測する能力を向上させるために，次々と新たな情報を用いて社会認知の柔軟性を高める。 |
|---|---|
| 教　材 | 1．**「表情変化過程1～6」**のスライド（CD-ROM）<br>2．パソコンとプロジェクター<br>3．投影用のスクリーンもしくは壁<br>4．セッション内配布資料**「感情推測の更新」**のコピー，グループメンバー1人につき6部<br>5．練習パートナー課題（セッション6） |

## セッションの構成と手順

**セッション6を開始する前に，パソコンとプロジェクター，スクリーンを用意し，椅子の配置を決めて，「表情変化過程」のスライドを始める準備を整える。**

　**チェックイン**：患者に「今日の気分は，いい気分，それともいやな気分？」という二択による質問に回答してもらう。それぞれの回答の後で，患者に「いい気分」や「いやな気分」をもっと具体的な気分や感情を表す言葉で言ってもらう。このアプローチによって，「悪くない」，「いいよ」，「普通」など当たり障りのない回答を患者にさせないようにする。

　今日は，前の週に行った人の顔の表情について推測するゲームのさらに難しいバージョンを行うと**グループのメンバーに伝える**。

### 演習：感情推測の更新

　この課題は，セッション6の2つの目標に患者に到達しやすくなるよう工夫されている。
　グループのメンバー全員に，**「感情推測の更新」**シートのコピーを1部ずつ**配布する**。
　段階的に，より明瞭な感情表出へと変化していく1人の人物の6枚のスナップ写真をこれから見ることになると**説明する**。グループのメンバーの課題は，各々のスナップ写真に写っている人の感情について最も可能性が高いと考えられる推測を行うことであり，次の

スナップ写真に進めばその情報を利用して推測を更新していく。6枚目の写真までに、正しい感情に絞り込めるはずである。以下の説明を用いてもよい。

　私たちはこれから、同一人物の1揃い6枚の写真を見ます。私たちは、この人の顔にある手がかりと感情ポスターを用いて、前回のセッションで行ったのとまったく同じように、それぞれの写真についてその人の感情を特定しようと試みます。しかし、今回の最初の写真では、その人物はほぼまったく何の感情も示していないので難しいでしょう。つまり、ヒントとなる手がかりなしに最初の写真の感情の推測をしなければならないかもしれないのです。2番目の写真では彼は少しだけ感情を示しており、3番目の写真ではさらに感情がみられるようになり、そして6番目の写真に向かうほど、彼ははっきりとした感情を示していきます。新しい写真を見るごとに、新たな材料が出てきますので、あなたは、推測結果を記載する前に、新しい写真を注意深く観察する必要があります。

**最初のスライドである「表情変化過程」のスライド1を開始する**。グループメンバーに、最初の写真で表現されている感情について最も可能性の高い推測にたどりついてから、「感情推測の更新」シートの「1.」の下に丸印をつけるように指示する。
　スライド1の6枚の写真をそれぞれ同様に進める。推測に関しては、メンバー自身で判断をするように伝え、最後の写真の後に皆で解答を共有することを説明する。すべてのメンバーが、最後の写真で丸印をつけ終えたら、スライドを逆に流し、メンバーと各写真に関する推測のしかたについて検討する。この検討に際して、どのような顔の手がかりによって推測を行ったかをメンバーに尋ね、感情ポスターを参照したり、推測レベルが向上するように**メンバーに顔の表情をまねてみるように勧めたりする**。
　最初の写真に戻り、メンバーに自分たちの推測やそれに対する確信度がどうだったかを尋ねる。写真の表情が変化するにつれて、推測に対する確信度は高まり、推測に関する患者間のばらつきは少なくなるはずである。

**実施過程の各段階の要約**
1) 6枚の顔写真を1枚ずつ詳しく検討する
2) 患者に感情を選択させ、それに対する確信度を評価させる
3) 患者が選択した感情や評価した確信度をよく検討する

　各スライドショーの最初の写真は、意図的に無感情にしてあるので、何人かの患者は間違いを恐れて推測することに抵抗を示すかもしれない。もしそうなれば、とにかく推測するように患者に勧める。たとえば以下の通り。

　あなたが言う通り、この最初の写真から彼がどのような感情を抱いているか見極めるのは

困難でしょう。彼はあまり感情を表していませんよね。それでよいのですよ。とりあえず最も可能性の高い推測をして，より有用な情報を得たときにその情報がより確実な推測に更新するために必要になるかもしれないということを覚えておいてください。

顔の手がかりの裏づけがある場合には，患者が1枚の写真から推測した感情を次の写真で変更する（たとえば，喜びから驚きへ，など）ことを推奨する。
**この手順をスライド2～6でも繰り返す（時間の許す限り）。**
**このセッションが終わる前に5～10分の時間を残しておき**，表情の理解を困難にしているものについて議論する。以下の問題点は必ず取り上げる。
- わずかしか表現されていない感情を読むのは難しい。
- 人は表情をすみやかに，そして頻繁に変化させる。
- 症状のために表情の理解が一層困難になりうる。人によっては，視覚の歪みや錯覚といった症状が他人の顔の見え方に影響を及ぼす。
- 自分自身の心の状態や感情は，他人がどのように見えるかに影響を与える。

**ホームワーク**
- 患者は雑誌や新聞から感情を表した顔写真を切り抜いてもってくる。次回ミーティングのはじめに，感情ポスター上で，その顔写真にみられる感情に関する記述の横に，その写真を貼りつけてみる。
- 上記のホームワークを練習パートナーと一緒にやってもよい。

## セッション6における治療目標，具体的なテクニック，ヒント

| 治療目標 | テクニックとヒント |
| --- | --- |
| 写真の顔に表れた感情を特定する能力を高め続ける | **「表情変化過程」**の6つのスライドを最後までやる。<br>◆繰り返し練習で技術を磨く<br>◆感情ポスターを参照するよう助言する<br>◆顔の重要な部分（目，眉，口）に焦点を当てるよう助言する<br>◆判定する際に顔の表情をまねる方法を勧め，自ら顔まねの見本を示す |
| 顔の表情の推測レベルを向上させるために，更新された情報を用いて，社会的認知の柔軟性の改善を図る | **「表情変化過程」**のスライドを最後までやる。<br>◆たとえ間違った推測であったとしても，推測する際には以前と同じ推測をしたくなるものだという注意を強化する<br>◆各写真ごとに患者の一連の回答を検討し，保続的な回答を見つける<br>◆保続的な誤りがみられた患者に，次回は推測を変更するよう促す |

# 感情ポスターの内容

　セッション6が始まる前に，治療室の壁に掲げたポスターに，以下に示す内容を複写しておく。この内容は，グループメンバーが考えた描写や顔の手がかりを反映させて，適切に修正する。

**喜び**　あなたが幸福でいるときは，あなたは調子がよく，陽気でうれしく，喜びを感じている。

　あなたの顔に見られる手がかり
- にやにやした口
- 上がった口角
- 歯が見えるかもしれない

**悲しみ**　あなたが悲しいときは，あなたは不幸で，沈んだ気分に感じる。それは，あなたが何かを失ったのと似た感じかもしれない。

　あなたの顔に見られる手がかり
- しかめっ面の口元
- 真ん中が上がった眉
- 力むか深い皺を刻んだ額
- 俯く
- 涙に濡れた瞳，泣き顔

**怒り**　あなたが怒っているときは，あなたは狂おしく，あなたに対して誰かが不正な行いをした時と似た感じを抱くだろう。

　あなたの顔に見られる手がかり
- 力むか真ん中が下がった眉
- しかめっ面
- ひしゃげて皺のよった顔
- 食いしばった歯
- 赤ら顔

**恐怖**　あなたが恐怖を感じているときは，あなたはぎょっとして脅えているだろう。それは何かよからぬことが起こりそうな時と似た感じをもつだろう。

　あなたの顔に見られる手がかり
- 見開かれた目と笑みがない顔

- つりあがった眉
- 開いた口，ただし驚いている時より緊迫している

**驚き**　あなたが驚きを感じるときは，何か予期せぬ出来事がちょうど起こった時である。

あなたの顔に見られる手がかり
- 見開かれた目と笑みがない顔
- つりあがった眉
- あんぐり開いている口

**嫌悪**　あなたが嫌悪を感じるときは，何かの臭いや不潔なものにむかむかしているか，人に対してとても失望した時であろう。

あなたの顔に見られる手がかり
- 力が入っているか皺がよっている鼻
- しかめっ面
- 力が入っている眉

**疑心**（もしくはグループでこの感情を表すと決めた他の単語）
　あなたが疑いを感じているときは，誰かがあなたに対して何かよからぬことを行いつつあると思っている時と似た感じをもつであろう。

あなたの顔に見られる手がかり
- きょろきょろと見回す目
- 他人とのアイコンタクトが乏しい

### 第1段階

# セッション7－疑心

| 目　標 | 1．有用な疑いと有害な疑いを区別する |
|---|---|
| | 2．曖昧な社会的状況の解釈の困難さを認識する |
| | 3．疑いの思考や気分について議論してノーマライズする |

| 教　材 | 1．DVDプレーヤーとモニター |
|---|---|
| | 2．ビデオ場面2，3，4(DVD) |
| | 3．ホームワーク用配布資料**「疑心」**と**「曖昧な状況」**のコピー |
| | 4．練習パートナー課題(セッション7) |

## セッションの構成と手順

　このセッションでは，最初に，疑心をもたらす因子について議論し，それから正当な疑いと正当でない疑いの違い，および疑心がもたらす社会的結果を取り上げる。そして，セッションの最後には，疑心に関する個人的な体験を共有する。このセッションは内容が多いので，必要であれば2セッションに分けて行ってもよい。

　**注意**：「疑う」について討議する際には，セッション4でグループで決めた言葉（感情ポスターに掲載された）を用いる。

　**チェックイン**：前セッションの手順に従う。各患者の気分や感情を特徴づける言葉とともに，いい気分／いやな気分といった判断を引き出す。

　**以下を説明する**。

　このセッションは，疑心というただ1つの感情に焦点を当てるということ以外は数週間前に感情を定義した時と同じです。これは重要な感情なのです，なぜならば，すでに議論してきたように我々の社会生活に大きな影響を及ぼすからです。

　**疑心をもった個人的体験を簡潔に見直す**。セッション4ですでに共有した体験か，あるいは新しい体験でもよい。さらに，何でもよいので，治療者自身の疑心や妄想に関する体験をメンバーと共有する。なぜなら，患者は妄想的感情を他人に知られることを嫌がるかもしれないので，治療者も妄想的感情をもつことを明らかにすれば，他のメンバーの体験をノーマライズできる可能性があるからである。

　**疑心の原因について協働でブレインストーミングを行う**。可能性のある要因は以下の通り

である。
- 他の人々の特徴
    1) 過去の行動（嘘，詐欺，盗み）
    2) 現在の普通でない，曖昧な行動。状況にふさわしくない普通でない行動
- 状況的要因
    1) 危険な状況（例：深夜の暗い路地）
    2) 慣れない状況
    3) 最近の体験（例：怖い映画を観たばかり）
- 内的要因
    1) 睡眠不足
    2) ストレス
    3) 不安
    4) 自意識あるいは罪悪感（例：自分の外見や自分がしたことに関するもの）
    5) 精神症状（例：幻聴，視覚の歪み，誰かが自分の心を読めるという感覚）

### 🅾 DVD：場面 2〜4

3つの場面（2, 3, 4）を提示して議論する。場面2は**正当な疑い**を示しており，場面3は登場人物が他の人を傷つけるかもしれないし，そうでないかもしれない**曖昧な状況**を示している。場面4は脅威を与えない状況において**不適切な**疑心をもって反応する状況を示している。これら3つの社会的状況を区別できるように，メンバーを援助しながら議論を進める。

- 疑うのが適切である状況
- 曖昧な状況
- 疑うのが適切でない状況

各場面の検討において，登場人物がどのように感じているかをよりよく理解するために感情ポスターを参照して，患者に登場人物の表情の顔まねを行うことを勧める。

ビデオを見直した後で時間があれば，**個人的な疑心や妄想の体験について議論する**。特に患者の疑心の原因に対して注意を払い，その疑心が正当か否かを追求する。できれば治療者も，妄想体験をノーマライズするために，自分自身のそうした体験を**自己開示する**。

| | |
|---|---|
| ホームワーク | - **「疑心」**の配布資料（付録B）を，単独でもしくは練習パートナーと一緒に記入する。<br>- **「曖昧な状況」**の配布資料（付録B）を，単独でもしくは練習パートナーと一緒に記入する。<br>　患者に，自らが疑いを抱きやすくなるような状況，あるいは社会的状況に関係なく疑心を抱きやすくなる傾向が強まる時について考えさせ，書き出してもらう（例：人によっては深夜に妄想的感覚が強まる）。<br>- SCITの第1段階で教えた重要な点の要約シートを，治療者が作って患者に提供するか，あるいは患者自身が作る。|

## セッション 7 における治療目標，具体的なテクニック，ヒント

| 治療目標 | テクニックとヒント |
| --- | --- |
| 有用な疑心と有害な疑心を区別する | ◆2種類の疑心（すなわち，他者に原因がある状況を示すものと，他者を不当に責めている状況）を示すビデオを見せる<br>◆それぞれの疑心の原因の違いについて議論する<br>◆それぞれの疑心の影響について議論する<br>◆治療者自身が他者を責めた日常生活での具体的な体験（正当な場合と不当な場合の両方）をメンバーと共有する |
| 曖昧な社会的状況の解釈の難しさを認識する | ◆曖昧な状況と明確な状況を区別するために，ビデオをめぐる議論の方向づけを行う<br>◆グループメンバーに，曖昧な場面ではどんな行動を取りそうかと尋ねる<br>◆どの場面の解釈が一番難しかったかを尋ねる |
| 疑心に基づく考えと感情の議論をノーマライズする | ◆患者の言葉遣い（たとえば，「妄想」，「疑心」，「人のことが不安」，「用心深い」など）を治療者の言い回しに反映する<br>◆治療者自身の日常生活における体験の例をメンバーと共有する<br>◆「場面2」では，登場人物が疑心を感じたのは適切であることを強調する<br>◆患者自身の体験を取り上げる前に，ビデオ中の人物に話を集中させる<br>◆妄想は，たいていの人が時々抱く，ありふれた感情であると説明する<br>◆妄想を含めて，しばしば自分の感情を自分で選択できないことに気づかせる |

# 第2段階：状況把握
# (セッション8〜15)

## 概観

　治療の第2段階では，他者の意図，感情，心の状態に関する，結論への飛躍傾向に取り組む。不快な，あるいは曖昧な出来事を，あわてて他者の悪意に帰属させる傾向を矯正する重要性を特に強調する。8つのセッションを通して，患者は，帰属過程の構成要素について考え，拙速にならず，結論に達する前に，その根拠の評価過程に時間を長く取るように努める。

　セッション8は，7と連続しており，社会的な状況で結論への飛躍が認められる人が登場するビデオについて議論する。結論への飛躍の落とし穴について話し合い，患者が自身の日常生活でのそうした例を挙げるように促される。セッション9〜13では，結論への飛躍を回避するための3つのテクニックを学ぶ。セッション9・10では，曖昧で不快な出来事を解釈する，3つの異なる方法があることを学ぶ。その後，メンバーはこれらの3つの観点から出来事を解釈することを練習する。セッション11・12・13では，生じた出来事の理由について，確かな結論を導くほどの情報があるかどうかを判断し，事実と推測の区別化を練習する。最後に，セッション14・15では，「20の質問」ゲームをアレンジしたゲームを行うことによって，結論への飛躍を抑えて，より多くの証拠を集める練習をする。このゲームで勝つには，曖昧さに耐え，推測を更新するために事実を集め，そして，絶えず自分の推測に対する確信の程度を判断しなければならない。第2段階で教えられる内容は，探偵が犯罪を解決するときに使う方略に似ている。

## 第2段階の目標

1. 結論への飛躍傾向を認識する
2. 外的原因帰属，内的原因帰属，状況的原因帰属の区別を学ぶ
3. 上記3種類の視点から原因帰属が行えるようになる
4. 曖昧な状況の解釈の難しさを認識する
5. 社会的事実と推測の違いを認識する

6．結論への飛躍を抑えて，証拠を集める練習をする
7．結論がどの程度正しいか判断することを学ぶ

## 第 2 段階

# セッション 8 – 結論への飛躍

**目　標**
1. 結論への飛躍を定義づける
2. 結論への飛躍をノーマライズする
3. ビデオ場面の登場人物に，いつ結論への飛躍がみられるかを認識し，その結果を理解する
4. 結論への飛躍は，不明瞭で曖昧な状況において起こりやすいことを学ぶ

**教　材**
1. SCIT 三角形（ホワイトボードに描く）
2. DVD プレーヤーとモニター
3. ビデオ場面 5・6（DVD）
4. 結論への飛躍に関する個人的な体験をセッションで話す用意をする
5. 練習パートナー課題（セッション 8）

## セッションの構成と手順

**チェックイン**：前セッションの手順に従う。各患者の気分や感情を特徴づける言葉とともに，いい気分／いやな気分といった判断を引き出す。さらに，1（ほんの少し）から10（非常に）のスケールを使って，自分の感情の強さがどの程度であるのかを判断するように求める。たとえば，ある患者は，いい気分で，「わくわくした」が自分の気分に一番合っており，感情の強さは中間，つまり10段階の5である，と言うかもしれない（この1から10の強度スケールは今後のチェックインでも利用することになる）。

　これからSCITの第2段階を開始することを説明し，今後8～9回のセッションの内容として下記を**説明する**。**SCIT三角形**（以下に図示）を使って，**簡潔にこの段階を導入する**。以下の説明を用いるとよい。

　SCITの第1段階では，主に社会的状況で生じる感情について扱いました。本段階では，社会的状況でどう考えるのか，ということに話題の焦点を置くことにします。[SCIT三角形に触れながら]SCIT三角形のそれぞれの頂点は，互いに影響し合っていることを思い出してください。私たちはすでに，感情が思考や行動にいかに影響するか，ということについて

たくさん話し合ってきました。さあ，これからは，どのようにしたら思考が感情や行動とうまく調和するのか，ということについて話し合いを始めることにしましょう。状況を注意深く把握するために，ここで多くの時間を使って，探偵のように頭を使うことができるようになりましょう。思考方略を使うことは，誤解を避けるための重要な方法です。しかし，どうすれば思考をうまく利用できるかということを議論する前に，ときとして問題を引き起こす思考法について話し合うことにしましょう。「結論への飛躍」と呼ばれる思考です。

**結論への飛躍とは何を意味するのかを協働で定義し，話し合う。**（すなわち，確実にわかっているわけではないことに対して正しいと仮定すること）。患者はこの概念になじみがあり，積極的にこの議論に参加する傾向がある。**ホワイトボードに重要なポイントを書き出す。**

話し合いの間に，以下のような方法で**結論への飛躍をノーマライズする。**

1) 出来事の理由を把握しようと努めても，正解が明らかでなかったり，曖昧であったりする際に結論への飛躍が起きることを強調する。
2) 結論への飛躍のあまり悪くない例を挙げる。
3) 結論への飛躍は，どんな人にもよくあることだと説明する。誰でも，時々これをやってしまう。
4) 日常生活の中で，治療者自身が結論への飛躍をしてしまった体験を自己開示する。
5) 日常生活の中で，患者自身か知人が結論への飛躍をしてしまった体験を引き出す。

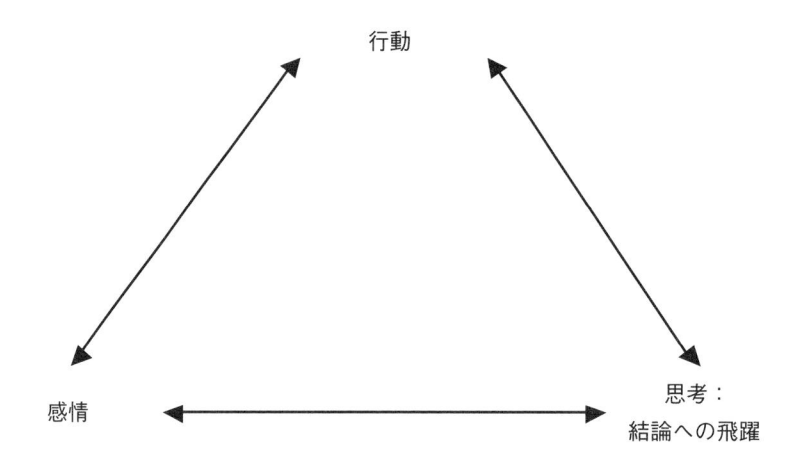

```
                        行動
                       ↗   ↖
                      ↙     ↘
                    ↙         ↘
                  感情 ←──────→ 思考：
                                 結論への飛躍
```

◎ DVD：場面 5・6

結論への飛躍をしている**場面5と6を提示し，議論する。**その際，結論への飛躍は病的ではないが，他者に関して否定的な結論に飛躍することは危険であることを**説明してからビデオを見る**ようにする。ビデオ場面を通じてその危険性を見て取ることができる。

場面ごとに，以下の点が明らかとなるよう議論の方向づけを行う。
社会的状況で結論への飛躍をしているとき，…
　1）自分は間違いなく正しいと考えている
　2）しばしば間違っている
　3）自分や他人の中に嫌な感情を生じてしまう
　**4）結論への飛躍は事実が曖昧または不明瞭な状況で生じる**

上記4点を導き出すために，以下の質問を尋ねてみるのもよい。

- このビデオで，誰が結論への飛躍をしていましたか？
- 彼らの考えは正しかったでしょうか？
- 彼らは自分たちの考えは間違いなく正しいと思っていたでしょうか？
- 彼らは他者に関して，否定的，肯定的のどちらの結論に飛躍したでしょうか？
- 結論への飛躍はどのような結果をもたらしたでしょう？ 自分はどんな気分になるでしょう？ 他者をどんな気分にするでしょう？
- これらのビデオを見て，私たちは，登場人物の結論が正しいか否かを確実に知ることができたでしょうか？ （すなわち，場面5で男性は「太っている」と言ったでしょうか？ 場面6で同僚には，電話をかけた人に冷たくしようという意図があったでしょうか？）

**ホームワーク**
- 結論への飛躍をした時のことを思い出し，次週，メンバーに話せるようにそのことを書き出しておく
- 知人が結論への飛躍をした時のことを書き出す
- この1週間で経験した，どんなものでもよいので，結論への飛躍の例をすべて書き出す（特にテレビ番組ではこうした例が多いので，活用するとよい）
- 練習パートナーと各々がいつ結論への飛躍をしたか，そして，そのためにどんな結果に至ったのかを話し合う

## セッション8における治療目標，具体的なテクニック，ヒント

| 治療目標 | テクニックとヒント |
|---|---|
| 「結論への飛躍」を定義づける | ◆以下のヒントとなるような質問を用いてもよい。<br>・結論への飛躍とは何を意味するでしょうか？<br>・誰かが結論への飛躍をしたという例を思いつける人はいますか？<br>・結論への飛躍が有害なのはどういう時ですか？　それは常に有害ですか？<br>・結論への飛躍の有害な結果にはどんなことがありえますか？<br>◆前セッションのビデオをメンバーに思い出させ，いつ登場人物が結論への飛躍をしたのかを特定してもらう（特に「場面4」）<br>◆この概念とSCITの関連について議論する |
| 結論への飛躍をノーマライズする | ◆治療者の日常生活における体験を用いる<br>◆あまり悪くない例を挙げる<br>◆誰もが結論への飛躍をすることがあると強調する<br>◆患者に，結論への飛躍をしてしまった人を知っているかどうか尋ねる |
| ビデオ場面の人物に，いつ結論への飛躍がみられるかを認識し，その結果を理解する | ◆場面ごとに，以下の質問について話し合う。<br>・このビデオで，誰が結論への飛躍をしましたか？<br>・彼らの考えは正しかったでしょうか？<br>・彼らは自分たちの考えは間違いなく正しいと思っていたでしょうか？<br>・彼らは他者に関して，否定的，肯定的のどちらの結論に飛躍したでしょうか？<br>・結論への飛躍はどのような結果をもたらしたでしょう？　自分はどんな気分になるでしょう？　他者をどんな気分にするでしょう？ |
| 結論への飛躍は，不明瞭で曖昧な状況において起こりやすいことを習得する | ◆場面4「住吉さん」の結論への飛躍の原因を検討する<br>◆ソクラテス式問答法を使って，参加者が，曖昧さが間違いの一因になると結論づけるのを促していく<br>◆治療者あるいはメンバーが結論への飛躍を行ってしまった個人的な体験例を使って，曖昧さが果たした役割について議論する |

第 2 段階

# セッション 9・10 － 方略 1：他の推測を考えつく

**目　標**
1. 「推測する」ことと「結論への飛躍」を区別する
2. 不快な出来事を説明する 3 つの基本的な様式を識別できるようになる：他者を責める，自分を責める，状況を責める
3. 上記の 3 つの視点に立って出来事の解釈を行う練習をする（視点交替）
4. 3 つの異なる推測様式の結果，異なる感情反応が生じることを認識する
5. 10 点満点のスケールを使って，推測の確からしさを評価できるようになる

**教　材**
1. 2 枚の配布資料，「事実，推測，感情」と「日常生活での出来事についての推測」のコピー
2. 練習パートナー課題（セッション 9・10）

## 概観

　CBT（認知行動療法）でよく使われる技法の 1 つが，日常生活での状況（たとえば，上司の批判）を説明する**他の解釈（すなわち推測）を考え出す**ように患者に教えることである。この方法の目的は，患者の否定的な解釈（「上司は自分を役に立たない社員だと思っている」）がすべてではないという可能性を示すことにある（「たぶん，上司にとってひどい 1 日なのだ」）。この方法は，妄想的観念のために，代替の結論を考えることが制約される可能性がある精神病性障害で有効なことがある。残念ながら，記憶の障害や認知の硬さのために，多くの精神病性障害をもつ患者はこの方法の恩恵を受けていない。こうした患者にとって，セッション以外の場面でこの方略を思い出すことは難しい。その上，たとえ思い出したにしても，代替の推測を自分で考えつくのに必要な認知の柔軟性を欠くことが多い。その結果，多くの患者はこの方略を使おうとする努力を実際には放棄してしまう。

　SCIT は，記憶の障害や認知の硬さの問題を回避し，かつ他の推測を考え出す過程を活性化するための平易な手段を提供する方法を用いて，この問題の解決を図る。患者は，不快な出来事を説明するための 3 つの基本的方法を教わる：他者を責める，自分自身を責める，状況を責める（すなわち，不運）。これら 3 つの選択肢は，3 人の架空の人物として

示される。**他罰的なビル**はいつも不快な出来事を他者のせいにして，腹を立てている。**自責的なメアリー**はいつも自分のせいにして，悲しい気分で，自己批判的である。**お気楽エディ**はいつも不運な状況のせいにして，腹を立てないようにしている。これらの3つのキャラクターを念頭におけば，患者は，「ビル／メアリー／エディだったら，この状況をどんな風に解釈するだろう？」と自問することができる。

それぞれのキャラクター特有の認知，感情，行動の性向を演じる練習をすることによって，患者が3人の人物像をしっかり記憶できるよう手助けする。治療者と患者は，前段階のセッションで養ってきた物まねのスキルを用いることによって，ビル，メアリー，エディに扮する。

以降の第2段階，第3段階を通じて，「この状況について，ビル／メアリー／エディだったらどんな推測をするでしょう？」と尋ねる技法を強化することによって，3人のイメージの記憶を保ち，かつ方略的に利用できるように患者を援助する。

## セッションの構成と手順

**チェックイン**：各患者の現在の気分や感情を表す言葉または短い言い回しとともに，1〜10のスケールを用いた強さの評価を引き出す。

前セッションで，特に曖昧で不明瞭な状況で，結論への飛躍がいかにありふれたことかを話し合ったことを**手短に復習する**。さらに，結論への飛躍はしばしば嫌な気分や誤解の原因になりうることも再確認する。

これからの数セッションでは，結論への飛躍を回避するための3つの方略について，協働で学び，練習する予定であることを**説明する**。これらの方略は，**探偵が犯罪を解決するときに用いる方略に似ている**。3つの方略とは以下の通りである。

1）状況の説明となる，可能性のある他の推測をいくつか考え出す
2）事実と推測を区別する
3）さらに証拠を集める

本セッションは，最初の方略，「曖昧な状況の説明となる，可能性のある他の推測をいくつか考え出す」を練習することから始まると**説明する**。

**社会的状況において，結論への飛躍と推測を行うことの区別化を協働で行う**。前週使ったビデオ，あるいはこれまでに話に出てきた個人的な例に触れてもよい。以下の表に示したように，**これらの違いをボードに書き出す**。ここに挙げたもの以外の違いも書き込んで，より大きな表にしてもよいし，後で参照できるように治療室の壁に貼り出してもよい。

| 推測する | 結論への飛躍 |
| --- | --- |
| いくつか異なる可能性があることを知っている | 事実は一つだと想定している |
| 推測には誤り，事実という両方の可能性があることをわかっている | 自分の正しさを確信している |
| なかなか判断できない | すぐに判断する |
| 自信なさそうに話す | 自信ありそうに話す |
| もし誤っていても，まったくリスクをおかすことにはならない | もし誤っていたら，嫌な気分になってしまう |

よくある結論への飛躍のしかたには3つあることを**説明する**。
  1) 他者を責める
  2) 自分自身を責める
  3) 不運を責める
この点を示すために，以下の例を利用するのもよい。

　たとえば，友達に電話して，留守番電話にメッセージを残したのに，向こうから全然電話がかかってこない，と想像してみましょう。あなたは，その人がかけ直してくれない理由がわからないのに，結論への飛躍をしてしまうかもしれない。電話をかけ直してくれなかったのは相手が意地悪だから，と考えてしまうかもしれない。これでは相手を責めることになるだろう。電話をかけ直してくれなかったのは，相手は自分のことが好きでなく，自分と話しても面白くないから，と考える場合もあるだろう。これでは自分を責めてしまうだろう。あるいは，電話をくれなかったのは留守番電話が故障していたからだと考えるかもしれない。これは不運を責めることになる。

　これらの結論への飛躍の3様式を簡単に思い出す方法は，いつもお決まりの方法で結論へ飛躍してしまう3人の架空のキャラクターを思い出すことだと**説明する**。以下の記述を使って，**他罰的なビル，自責的なメアリー，お気楽エディを紹介する**。
　率直に言うと，この3人の人物は単純でばかげている，と認める。私たちはこの方法を，思い出しやすくするために使うのだ。（子供っぽくみえる登場人物を使うことで，患者が見下されていると感じないようにすることは特に大切である。）
　それぞれの人物の典型的な思考方法を述べた後で，**グループから意見を引き出し**，さらに**感情ポスターを使って**，このような人物が決まってどう感じ，どう振舞うのかを判断する。**グループのメンバーに3人の人物それぞれの振る舞いを演じさせる**。以下に述べる感情や行動にグループを方向づける。

| 人物 | 典型的な思考，感情，行動 |
|---|---|
| **他罰的なビル** | 思考：他罰的なビルは，嫌なことが起きると，いつでも誰か責める相手を探す。天気が悪いと気象予報士を責める。机に足をぶつけたら机の持ち主を怒鳴りつける。そうすべきでないときでも彼は他者を責める。 |
| | 感情：嫌なことが起きると，ビルはたいてい怒りを感じる。 |
| | 行動：他罰的なビルはとても怒った表情をしている。人をにらみつけて指さす。「これは全部あんたの責任だ！」というようなことを言う。 |
| **自責的なメアリー** | 思考：自責的なメアリーは，嫌なことが起きると，いつでも自分自身を責める。もし誰かにだまされてお金を取られたとしても，自分がその人を信頼したことに腹を立てる。もし誰かが彼女に意地悪をしたら，それは当然だと考える。 |
| | 感情：嫌なことが起きると，メアリーはたいてい悲しくなり，自分に腹を立てる。 |
| | 行動：メアリーは顔に悲しい表情を浮かべ，目を伏せ，頭を振って，両手で頭を抱え込んでいる。「私はなんてバカなの」，「私はいつも，すべてを台無しにしてしまう」というようなことを言う。 |
| **お気楽エディ** | 思考：お気楽エディは，不快な出来事は運が悪いせいだったり，偶然の出来事だと考える。嫌なことは誰のせいでもないので，けっして腹を立てない。相手が彼に意地悪をしたとしても，その日は相手にとってひどい日だったからそんな振舞いをしただけだろうと思う。お気楽エディは決して他者を責めない…そうすべきときでも。 |
| | 感情：嫌なことが起きると，エディは不快な感情を遠ざけようとする。リラックスして気楽に感じようとする。 |
| | 行動：エディは肩をすくめて，手のひらを上に向け，首を一方に傾けて，眉を上げる。「まあいいさ。運が悪いだけなんだよ」というようなことを言う。 |

**電話をかけ直してくれなかった例について議論する**。グループのメンバーに，それぞれのキャラクターがこの状況に対してどんな反応をするだろうかと判断させる。メンバーが，それぞれのキャラクターとそれぞれにふさわしい反応とを適切に結びつけられるよう手助

けする。メンバー全員が基本的な考え方を理解していることを確認する。

　**3人の人物が結論に飛躍する様式について議論する**。次のようなヒントとなるような質問が役立つだろう。

- 各人物のやり方のよい点，悪い点は何でしょうか？
- ビル，メアリー，エディに似ている人を誰か知っていますか？
- あなたがビル，メアリー，エディのようであった状況がありますか？
- どの人物のようでいたいですか？　それはなぜでしょうか？
- どの人物のようではいたくないですか？　それはなぜでしょうか？
- どの人物と友達／隣人／上司としてつきあいたいですか？

　各人物の解釈様式に伴う特徴的な感情反応と，感情は解釈に基づいて生じるという事実を，患者が確実に理解できるようにする。
　**それぞれの人物のやり方には長所と短所があり**，どのやり方もすべての状況でうまくいくわけでないことを患者が理解できるようにするために，議論を方向づけ，ソクラテス式問答を使う。
　注：お気楽エディの考え方が一番良いと結論づけようとする患者がいるかもしれない。
　　　お気楽エディのやり方の欠点を強調する用意をしておく。たとえば次の通り。
- 相手から不当に扱われても，相手に責任を負わせない
- 自分の誤りであっても，責任を取ろうとしない
- 不快な出来事のために湧いてくる，自然で，役に立つ感情を押しやろうとする
- 受け身的な人生になる。自分の人生をコントロールし，自分のものにしようとしない。自分の信念を守ろうとしない

　**以下の点で議論を締めくくる**。
　3人の中の誰かがいつも正しいということはない。3人のそれぞれと同じように考える練習をすることで，彼らがやっているような結論への飛躍を避けることができる。

　社会的状況を分析するときには，それが現実の状況であっても架空の状況であっても，**SCITの最後までずっと，3人の概念を使うように強化する**。「お気楽エディ／他罰的なビル／自責的なメアリーなら，この状況をどう解釈するだろうか」と質問するよう習慣づける。以下の課題でこの練習を始める。

## 演習：不快な出来事の原因を推測する-Ⅰ

この課題は以下のような導入を行う。

　他罰的なビル，お気楽エディ，自責的なメアリーは，なぜあることが起きたのかを説明するのに，いくつかの推測を考えつかずに結論への飛躍をしてしまうために，問題を抱えています。この演習で私たちは，この3人の人物だったら状況をどう解釈するだろうかと想像してみることで，推測する練習を行う予定です。その後で，その状況で彼らにはどんな感情が湧いてくる可能性があるかを考えます。

**ボードに3つの列を書き**，それぞれ「事実」，「推測」，「感情」とする（下の例を参照）。
**グループに以下を説明する**：いくつかの状況のシナリオを読みあげ，それぞれの状況について，まず状況についての事実を書き出し，次に，他罰的なビルだったら，お気楽エディだったら，自責的なメアリーだったら，この状況に置かれて，おそらく飛びついたであろう推測／結論を書き出すようにする。そして最後に，それぞれの結論に対して，ビル，エディ，メアリーと同じ結論への飛躍をしたとすると，その状況にいる人はどう感じるかを明らかにする。

　以下の番号がつけられた**シナリオを1つずつ読む**。各欄を埋める時間を数分ずつとる。

　各シナリオの感情の列を埋める間は，個々の推測に対応する感情を明確に述べられるように，**患者に感情ポスターを参照するように勧める**。また，それぞれの推測に対応して，各人物が表すだろうと**想像される表情を演じてみるように推奨する**。

**シナリオ**
（1）阿部さんは大野さんのパーティーに行くと言った。しかし，パーティーの夜には阿部さんは来なかった。大野さんはどう考えるだろう？
（2）池田さんは自分の仕事のことに気をとられながら道路に立っていた。橋本さんが池田さんにぶつかって，池田さんは転んでしまった。橋本さんはさっさと行ってしまった。池田さんはどう考えるだろうか？
（3）清水さんはソーダを買って，飲まずに机の上に置いた。高木さんが清水さんのソーダを取り上げて飲んでしまった。清水さんはどう考えるだろう？

もし必要なら，最初の事例を使って，**ビル，エディ，メアリーの視点に立ったときの推測のしかたの見本を示す**。彼らの反応の予測可能性を強調する。たとえば以下のように言うことができる。

　ビルはいつも最も責めやすい人を探します。それは誰でしょうか？

メアリーはいつも自分のせいになるように状況を作り上げます。このことで自分自身をどのように責めるでしょうか？

　エディはいつも，偶然の出来事のように，誰のせいでもないものに原因を求めようとします。こういうことを起こしそうな何かがこの状況についてもあるでしょうか？

**シナリオ（1）の記入例**

| 事実 | 推測 | 感情 |
|------|------|------|
| 阿部さんは大野さんのパーティーに行くと言った<br><br>阿部さんは行かなかった | 自責的なメアリー：<br>「阿部さんは私のことが好きじゃないんだわ」<br><br>他罰的なビル：<br>「阿部さんは意地悪だ，思いやりのないひとだ」<br><br>お気楽エディ：<br>「阿部さんは渋滞に巻き込まれたんだ」 | 悲しい<br><br><br><br>怒っている<br><br><br><br>良い |

**課題について議論する。**

　社会的状況で，考えが感情にどのように関係するかについて，この課題は何を示しているでしょうか？

　結論への飛躍をせずに，ただ心の中でいくつか可能性のある推測の1つとして考えているだけならば，それぞれの人物はどう感じるでしょうか？

結論への飛躍を避けて，複数の視点から推測することによって陰性感情を回避するのがよい，と患者がわかるように，**議論の方向づけを行う**。

## 演習：不快な出来事の原因を推測する-Ⅱ

　以下の各場面に関する記述を読み上げ，グループのメンバーに，場面中の対象になっている人物の視点に立つように促す。この視点で，他罰的なビル，お気楽エディ，自責的なメアリーだったらどのように状況を解釈するだろうかということを協働で明確にする。

　次に，メンバー1人ずつに次のことを求める。

A）もし可能なら，最も可能性の高い結論は3つの中のどれかを判断させる
B）10点満点のスケールで，3人の推測の確信度を評価させる
　　10＝完全に確か，その人の推測は100％信用できる。
　　1＝まったく確かでない，まるでコインを投げて答えを決めるよう。

**シナリオ**

（4）自宅への帰路のバスの中で，村上さんはコーンのアイスクリームを食べている。バスは混んでいて，村上さんは後ろの方に立っている。赤信号でバスが止まったとき村上さんはバランスを崩して，アイスクリームがコーンから床にペチャッと落ちてしまった。
　　・村上さんの立場になろう。誰のせいだろう？

（5）大塚さんは小川さんに電話して，少し庭仕事を手伝ってもらえないかと尋ねた。小川さんは，忙しいから5分後に電話し直すと言った。小川さんは電話をかけ直してこなかった。
　　・大塚さんの立場になろう。誰のせいだろう？

（6）中島さんは岩崎さんに，職場から家まで車に乗せてもらえないかと頼んだ。岩崎さんは同意したが，仕事が終わって，彼女は中島さんを置いて帰ってしまった。中島さんは岩崎さんに電話して，なぜ自分を置いて帰ったのかと尋ねた。岩崎さんは「あなたを乗せてあげる気にならなかったから，それで帰っただけよ」と言った。
　　・中島さんの立場になろう。誰のせいだろう？

（7）浜田さんは職場に向かって歩いていた。角を曲がったところで浅野さんとぶつかった。浜田さんはカバンを落とし，書類が全部散らばってしまった。
　　・浜田さんの立場になろう。誰のせいだろう？

　自分が引き出した結論に応じて，**登場人物がどのように感じる可能性が高そうか，ということを議論する**。その出来事が起きたとき，実際に自分がその人物だったらと想像してみること，そしてその状況にふさわしい**表情を示してみる**ことをメンバーに勧めれば，議論の質は高まる。
　多くの状況には人的要因や状況要因が複数，関係している，という重要な点を強調するように**議論を方向づける**。多くの場合，ビル，メアリー，エディの全員が部分的には正しい。それが，3人の視点すべてを考慮に入れる理由の1つである。

## 演習：自分自身の日常生活の中での出来事に関する原因を推測する

　グループのメンバーに，自分自身の日常生活の中で生じた嫌なことや困ったことの例を挙げるように求める。先週，ちょっと口論した，というようなことでもよいし，もし患者が最近の出来事を思い出すことが難しいようなら，もっと前のことでもよい。

　他罰的なビル，お気楽エディ，自責的なメアリーだったら，不快な出来事をどう説明するだろうかと患者が考えるのを，グループとして協働で手助けする。

　もし患者が出来事を特定するのが難しければ，時間，出来事，場所を特定するための，次のようなヒントになるような質問を試す。

　今日これまでのところで，あなたをイライラさせたり，困らせたりするような出来事が何か起きませんでしたか？
　ここ数日，あなたにひどいことをした人はいませんでしたか？
　昨日，対人関係で何か嫌な思いをしたことはありませんでしたか？
　あなたの生活状況で何か困っていることはありませんか？

　患者が3つの視点からの捉え方を挙げた後，それぞれの確信度を評価させる。前の課題の場合と同様に10点満点のスケールを使う。

### ホームワーク

- 患者は，他罰的なビル，お気楽エディ，自責的なメアリーについて，練習パートナーに説明する。
- 患者は1人で，または練習相手と一緒に，配布資料を記入する。
  - 「事実，推測，感情」（付録B）（このセッションの「不快な出来事の原因を推測する」課題を全員で記入したのと同様の手順で。）
  - 「日常生活での出来事についての推測」（付録B）の「何が起こりましたか？」欄に，生活の中でのちょっとした困りごとや腹立たしかったことに関する事実を書き出す。つまり，患者の注意を，深刻なストレス因子ではなく，日々の出来事に向ける。患者はまた，友人，家族，道で出会った見知らぬ人の生活上の行動，さらにはTVや映画の架空の登場人物の行動の中に，こうした状況を見出してもよい。

## セッション 9，10 の治療目標，具体的なテクニック，ヒント

| 治療目標 | テクニックとヒント |
| --- | --- |
| 「推測する」ことと「結論への飛躍」を区別する | ◆2つの概念を区別するために，2列のポスターを協働で作る<br>◆今後も使用するために，このポスターを治療室の壁に貼る<br>◆推測することには**複数の原因**が含まれるのに対して，結論への飛躍には**たった一つの原因**しか含まれないことを強調する<br>◆前者は不確実性を伴うが，後者は確信を伴うことを強調する<br>◆前者は自信なげな行動を伴うが，後者では自信たっぷりな行動がみられることを強調する<br>◆前者はリスクを伴わないが，後者は嫌な感情が湧いてくるというリスクを伴うことを強調する |
| 不快な出来事を説明する3つの基本的な様式を識別できるようになる：他者を責める，自分を責める，状況を責める | ◆3人の「想像上の」人物を導入する<br>◆生き生きとした描写，声の調子，顔の表情，振る舞いを使って，3人のキャラクターに生命を吹き込み，かつ患者がそれぞれの人物とその特徴的な反応様式を結びつけられるように手助けする |
| 3つの視点に立って出来事の解釈を行う練習をする | ◆演習「**不快な出来事の原因を推測する-Ⅰ**」に取り組む<br>◆演習「**不快な出来事の原因を推測する-Ⅱ**」に取り組む<br>◆演習「**自分自身の日常生活の中での出来事に関する原因を推測する**」に取り組む |
| 3つの異なる推測様式の結果，異なる感情反応が生じることを認識する | ◆協働で，3つの推測様式に伴う感情を特定する<br>◆このような結論-感情の結びつきを，顔の表情から理解すること，さらに課題の中で，特徴的な顔の表情をまねることを通じて理解を強化する<br>◆すべての演習で，起こりそうな感情的反応について話し合う |

| | |
|---|---|
| 10点満点のスケールを使って，推測の確からしさを評価できるようになる | ◆ **「不快な出来事の原因を推測する－Ⅱ」**でスケールを使う<br>◆ スケールを具体的にするために，たとえば10点は「あなたはその推測は事実だと100%信頼しています」，一方で1点は「まるでコインを投げて決めるみたいに，ただ偶然で決めようとしているだけです」というように説明する<br>◆ あるいは，10点は持ち金全部を自分が正しいという方に賭けることであり，1点は5セントしか賭けないことだ，と話して，スケールをお金に関連づけてもよい<br>◆ スケールに相当する具体的な例を用いて強化する<br>◆ 個人的な状況における評価にも同様にスケールを利用する |

72　第 2 段階：状況把握

> **第 2 段階**

# セッション 11・12・13 －方略 2：事実と推測を区別する

**目　標**
1. 社会的状況における事実と推測の違いを理解する
2. 写真/ビデオ場面の客観的事実と，登場人物の関係，思考，感情に関する推測を区別する
3. 正しい推測と誤った推測とを区別するために事実を用いる

**教　材**
1. SCIT 写真 (CD-ROM)
2. 「**SCIT 写真真実シート**」(付録 A)
3. ビデオ場面 7・8 (DVD)
4. 紙と鉛筆
5. ホームワーク用に配布する SCIT 写真のコピー
6. ホームワーク用配布資料「**誕生日に何がほしいだろうか？**」と，「**一番可能性が高い理由は何？**」のコピー
7. 練習パートナー課題（セッション 11・12・13）

## セッション構成と手順

**チェックイン**：各々の患者に，現在の気分が今朝よりもよいか悪いか報告させ，さらにその違いについて簡潔に説明させる。たとえば，ある患者はより気分がすっきりして幸せを感じるため，今朝よりも気分が良いと報告するかもしれない。

**注**：このセッションでは演習にどのくらいの時間を費やすかに注意し，必ず写真 1・2・3 とビデオ場面 7 を使用する。時間に余裕がある場合や，さらに多くの演習に取り組ませることで患者が利益を得ると判断した場合は，写真 4 から 8 と場面 8 を用いてもよい。また，写真のコピーを配布してホームワークとして使用してもよい。

患者がセッション 12 の終了までにこのセクションの作業を習得すれば，セッション 13 で次のセクション「さらに証拠を集める」に移ってもよい。

結論への飛躍を避けるための 3 つの方略を**簡潔に復習する**。

1) 状況の説明となる，可能性がある他の推測をいくつか考え出す
2) 事実と推測を区別する

3）さらに証拠を集める

**これからの2回のセッションでは，グループで事実と推測の区別に取り組むことを説明する。**以下のような説明をする。

　私たちはここ数週間，結論を急がず，なぜ不快な出来事が起こったかを説明できそうな方法，すなわち，いくつかの異なる推測を行うこと，の重要性について話し合ってきました。

　今日からはやり方を変え，確信のもてる物事に絞り込んでいくことに集中しましょう。

　状況についての事実を絞り込むことによって，どの推測が真実である可能性が高く，どの推測がその可能性が低いかを判断することができます。

　刑事が犯罪の捜査を行うとき，結論への飛躍を避けるために，彼らは多くの推測を考えることから始めますが，それは私たちがすでに行ってきたことです。そして，刑事の次のステップは，どの推測が実際の事実，証拠と合うか，という問題を解決し，推測を絞り込むことです。私たちは社会的状況の中で同じことを実施します。

## 演習：写真の中の事実 対 推測

　「不快な出来事の原因を推測する」（セッション9・10）と同様に，今回の課題では「事実／推測／感情」表を利用する。しかしながら，今回は，文章の代わりに写真を用いて説明が行われるため，「事実」列の内容は各写真の中に見られることに基づき，「推測」列の内容は写真の中の対人場面についての参加者の推測に基づくことになる。治療者は各写真の中の対人状況に関する真実のリスト（付録A参照）をもっており，メンバーは自分たちの推測とその真実を照合することによって，推測の質の評価を受けることができる。

　ホワイトボードに「事実」，「推測」，「感情」という**3つの列を描く**。

　下記のように本課題の概要を示す。

　これは私たちが数週間前に行った，事実と推測をリストにするゲームに似ています。ただ今回は，状況を読み聞かせる代わりに写真をお見せします。写真についてできるだけ多くの事実を述べるようにしてみましょう。自分が犯罪場面での刑事であるかのように想像してみてください。確かだと考えられるすべてのこと，すなわち全員が同意する事柄だけをリストに挙げたいと思います。これらは「事実」です。私はボードに事実を書きます。皆さんは100％確かではない事柄について，結論への飛躍に陥らないよう注意しなければなりません。

　事実をリストに挙げた後，推測をリストに挙げます。推測は，その状況におかれた人物について真実と考えられるかもしれませんが，そうでないかもしれません。私は写真の中の，「舞台裏の」本当の真実が何であるかを示す1枚の紙をもっていますので，私たちの推測のいくつが正しく，いくつが間違っているかわかるようになっています。

**写真1をグループに見せる**。この写真は，部屋でやり取りをしている3人の微笑む女性が写っている。**各メンバーにその写真についての事実を1つずつ報告するよう求める**。ボードの「事実」の列にそれぞれ事実を書く（例：**写真の中の3人のうち1人は赤いシャツを着ている**，など）。

　この課題の目的を概念化する1つの方法は，患者が客観的な行動観察を行い（すなわち，写真の中に見えるもの），行動観察に基づいた推測（すなわち写真の中の人物が，なぜそのように行動したのか）と行動観察とを区別できるように手助けすることである。したがって，もしメンバーが推測を事実としてリストに挙げたら（例：登場人物の感情，意思，過去の行動，思考），それについてやさしく質問し，ボードの「推測」の列の下にそれを記録する。たとえば次の通り。

　　黒田：緑の服を着ている人が冗談を言いました。
　　治療者：なぜそう思いましたか？
　　黒田：他の2人が彼女を見て笑っているからです。
　　治療者：とてもいい観察ですね。私は「女性たちが微笑んでいる，2人が緑色の服を
　　　　　　着ている人を見ている」とボードに書きます。しかし，彼女が冗談を言ったか
　　　　　　どうか確かにわかりますか？　それは見てとれることですか？
　　黒田：いいえ，わかりません。
　　治療者：よく思い出してください。私たちは，全員が同意し，確かに見ることができ
　　　　　　るものだけを注意深く書きとめるようにしています。あなたは彼女が冗談を言
　　　　　　ったことが目に見えますか？　それとも，あなたは表情を見ることができるだ
　　　　　　けですか？
　　黒田：私には彼女が冗談を言ったかどうかはわからないみたいです。
　　治療者：はい，わかりました。今のところ，「推測」の下に彼女は冗談を言ったと書
　　　　　　きますが，「事実」の下に2人が彼女を見ているというあなたのすばらしい観
　　　　　　察を書いておきます。

　メンバーがリストに挙げる事実がそれ以上なければ，治療者自身が観察した事実をボードに書いてリストを完成させる。
　次に，写真についての推測，特に対人状況についての**推測をメンバーで共有していく。さらに，各推測について，その推測が本当であるなら，登場人物がどんな感情を抱いている可能性が高いかを患者に問いかける。ボードの「推測」の列に推測を，「感情」の列に感情を書く。**下記のような説明を行って，課題への導入を試みる。

　　さあ，写真の中の人々について正しいと思われることを推測するために，事実を使ってみましょう。特に，これらの人々の間で何が起こっていると思いますか？　思い出してください。私はここに1枚の紙を持っています。そこには各写真の中で起こっている真実が書いて

セッション11・12・13：事実と推測を区別する　75

あります。私たちの作業は，写真の中で起こっていることについて正しい推測ができるように事実を利用することです。

　いくつかの推測をリストに挙げた後，**個々の推測についての確信度の判断を患者から引き出し，それから「SCIT写真真実シート」（付録A）と推測を照合する**。下記は確実な判断を引き出すための4つのテクニックである。困難さや緊張が最も小さいもの（1）から最も大きいもの（4）までおおよそ順番に並べられている。どのテクニックを使用するかは，グループ構成および治療同盟関係，患者の機能水準，時間の制限を考慮して決める。
1）推測の正しさに対する確信の程度を示すために，各々の患者に1～10の点数を申告するよう求める（1＝まったく信じていない，10＝100%確信している）。
2）各々の患者に100ドルもっていると想像させ，自分の推測の正確さにどれだけの金額を賭けるか尋ねる。
3）ボードに賭けた金額の合計を記録する。まずは各患者に10点満点法で各推測を評価させ，次にそれぞれに対してお金を賭けさせる。1回ごとに，各患者の持ち点の合計を更新する。
4）患者が自分の推測が正確かどうか賭けられるように，玩具のコイン，ナッツ，玩具の紙幣などを用いる。

**この過程を写真2と写真3で繰り返す。**

**写真の中の事実 対 推測　実施上の注意点**
- もし，メンバーが事実をリストに挙げることに苦労している場合は，少しずつ反応を導き出すような提案を用いて彼らを手助けする。もし，彼らが表情を事実としてリストに挙げない場合は，感情ポスター上に記載されている顔の表情の手がかりの例を参照するよう促す。
- 万が一，推測が事実であるとメンバーが主張したらどうなるだろうか。これは練習の初期段階ではよく起こることである。たとえば，写真1では女性たちが微笑んでいるため，患者は「事実」の列に「この女性たちは幸せである」と挙げてしまいがちである。以下は，患者がこれを推測として理解するための2つのテクニックである。
　　1）その内容が間違っている可能性がありうるかどうか尋ねる。
　　　a. ある人が微笑んでいても幸せに感じていないということが，ありうるでしょうか？　それは起こりうることですか？　あなたはかつてそれを見たことがありますか？　もし，そうならそれは事実とはなりえません。
　　2）仮定の話として，患者が全財産をそれに賭けようとするかどうか尋ねる。
　　　a. この女性たちは幸せであるという推測に対して，あなたの所有するすべての物（お金，洋服，所有物のすべて）を賭けることができるという選択肢があったな

らば，あなたは全財産を賭けますか？ もし，あなたが全財産を賭けないとすれば，おそらく何らかの疑いをもっているのでしょう。そして事実に疑いは存在しません。

3) この推測が事実かどうかグループで採決させる。もし，メンバーの誰かがそれは事実ではないという方に投票した場合，事実は全員が同意するものであるため，それは推測と考えなければならない。

4) 他者が感じていることや考えていることについては推測することしかできないことを強調する。他者を観察することによって，内部で生じていることについて確信をもつことは決してできない。あなたはそれを見ることも聞くこともできない。もし感情あるいは思考をリストに挙げる場合は，それは推測でなければならない。

- 推測をリストに挙げる過程全体を通して，事実と推測の重要な違いを繰り返し述べる。
  - 事実には全員が同意する。
  - 推測は人によって異なる。
  - 推測は真実であると判明するかもしれないし，間違いであると判明するかもしれない。
  - 事実を用いると，正しい推測につながりやすい（ボード上で，よく支持された推測と，あまり支持されなかった推測とを区別化することによってこれを証明する）。

- メンバーがあまり推測を出さない場合は，可能性のある推測のカテゴリーを挙げて，回答を促す。
  - 登場人物がこれからしようとしていること
  - たった今，彼らがしたこと
  - 彼らが望んでいること
  - お互いの関係
  - 今，彼らが考えていること
  - **治療者が考える推測を１つか２つであれば患者に教えてもよい。たとえば次のように**言ってみる。
  
  私は彼らのうちの１人がコンピューターが置かれた机の前に座っているのが見えます。周りには本や紙があります。また，私には彼らが大学生くらいの年齢に見えます。したがって，私は彼らが勉強中に休憩を取っている大学生であると推測します。

## 演習：ビデオ場面７・８（ビデオの中の事実・推測・感情）

この演習は次の３点を除き，前の演習と同じである。第一に，写真の代わりにビデオ場面を用いる。第二に患者に，登場人物の身になってその状況について様々な推測を行わせ，登場人物がどんな感情を抱くかを想像させる（セッション９・10の「**不快な出来事の原因**

を推測する」課題と同様)。第三に，患者が推測しようとしている「舞台裏の真実」は存在しない。

下記のような説明を，この練習を導入するために用いる。

　今から，先ほどのとよく似た演習を行いますが，写真の代わりにビデオを使います。今度は，事実をリストアップした後，様々な登場人物がその状況でどのような推測をするかを想像します。それから，前に行ったように，様々な登場人物の身になり，彼らが行った推測によってどんな感情を抱くだろうかと想像します。

　ボードに，事実／推測／感情の**3つの列を描く。ビデオ場面7または8を見せる**。それから，以前用いたのと同じガイドラインに従い，**場面の事実をリストに挙げるようメンバーに求める**。治療者はメンバーが事実を同定するのを手助けするため，ビデオを数回繰り返し再生してもよい。

　事実の列が完成したら，メンバーに登場人物の中の1人の立場に立ってみるよう求め，その状況について**登場人物がどのような推測を行いうるか想像させる**。対応する登場人物の名前とともに，推測の列に**これらの推測を書く**。それぞれの推測ごとに，推測を思いつくためにどのような事実を使用したかを患者に尋ねる。また，患者が推測を出し尽くしたら，**今度は登場人物がおそらく感じていると思われる感情を想像するよう患者に求める**。この課題を乗り切るため，患者が顔まねや感情ポスターを用いるよう促す。

　下記は，このプロセスの見本となるやり取り，および場面7の表の一部である。

　治療者：菊池さんはどうですか？　堺さんと河内さんはこの状況で何を考えていると思いますか？
　菊池：そんなにたいしたことではないと思います。私には彼女らがそれほど動揺しているように見えません。
　治療者：わかりました。彼女らは，その状況について動揺しないですむ考えをもっているのかもしれません。河内さんがどんな考えをもっていると思いますか？
　菊池：私はきっと河内さんが「堺さんは，この状況を私の責任ではないとわかっている」というようなことを考えていると思います。
　治療者：[推測の列に反応を書く―下記参照]よろしい。わかりました。では，河内さんはそれをたいしたことではなく，堺さんはおそらくそのことで自分を非難してはいないと思っているのですね。そうすると，これが河内さんが考えていることだとすれば，彼女はどんな感情を抱くでしょうか？
　菊池：河内さんは元気で，リラックスしています。
　治療者：[感情の列に反応を書く]とてもよいですね。河内さんが問題ないと思うならば，彼女の気分がゆったりしているという考えは理にかなっています。

| 事実 | 推測 | 感情 |
|---|---|---|
| 堺さんと河内さんは一緒に座っている。 | 1）河内さんの考え：堺さんはここに私と座ることを好まない。 | 1）河内さんは当惑し，自意識過剰になっている。 |
| 堺さんは何度も時計を確認しています。 | | |
| 酒井さんの髪の毛は黒色です。 | 2）堺さんの考え：河内さんは私をここに留まらせ，話をさせようとするだろう。 | 2）堺さんはむっとしている。 |
| 河内さんは何度か微笑んだ。 | | |
| 会話が何度か途切れた。 | 3）河内さんの考え：堺さんは立ち去りたい。 | 3）河内さんは悲しいと感じている。 |
| 彼らは個人的でない事柄について話しています。 | 4）堺さんの考え：おそらく私の友人は，私を迎えにくることを忘れた。 | 4）堺さんは怒りと当惑を感じている。 |
| | 5）河内さんの考え：堺さんはこの状況は私の責任ではないとわかっている。 | 5）河内さんの気分はゆったりしている。 |

**ホームワーク**

**セッション11・12の後**
- 患者は，練習パートナーに対して事実と推測の違いを説明する。
- 各々のメンバーに2枚の写真のコピーを配布する。患者は1枚のルーズリーフを2つの列に分割し，各々の写真についていくつかの事実と推測を書く。次セッションでは，事実 対 推測の列に書かれた患者の回答を比較する。事実の列では，患者間でより多くの回答の一致が認められるはずである。こうした実証的な実験を用いて，事実では全員が同意する一方，推測についてはしばしば意見の相違があるという点を再度繰り返し強調する。
    - ホームワークではこの演習を，他のグループメンバーではなく，練習パートナーの回答と自分の回答を比較して行ってもよい。

**セッション13の後**
- 配布資料「**誕生日に何がほしいだろうか？**」に記入する（付録B）
- 配布資料「**一番可能性の高い理由は何？**」に記入する（付録B）

**多様性への対処** 陰性症状や陽性症状を顕著にもつ人は結論への飛躍に陥りやすく，矛盾する証拠に気づいた後でさえも，自分の結論にしがみつきやすい。陰性症状をもつ人では，これは神経学的な要因に基づく硬直性や固執傾向のために生じる。一方，陽性症状をもつ人では，早く終わらせたいという欲求，曖昧さに対する不安，「社会から責められている」環境において意思を変えることの不安のいずれか，あるいはすべてのために生じる。

SCITのこのセッションまでに，推測を変えることが著しく苦手な患者が1人でもグループにいれば，気づかれているだろう。その背景をなす原因が何であろうと，こうした患者にはこの課題の間，ビデオの登場人物につき少なくとも2つの推測を考え出すように促さなければならない。

これまでの課題と同様，陰性症状が強い，あるいは陰性症状と認知機能障害がともに強い患者の推測を導き出すためには，もっと具体的で，誘導的な，しかも閉じた質問を行うのがよいだろう。たとえば以下の通り。

[平井さんが写真1の中の女性たちは友人であると推測した後]
　治療者：そうですね，平井さん，よい推測ですね。おそらく3人の女性たちは友人です。他に違う推測を考えることができますか？
　平井：彼女らはただ友達です。
　治療者：それは確かですか？
　平井：わかりません。
　治療者：そうですね。私たちには確実なことはわかりません。そうすると他に可能性のある推測は何でしょう。もし彼女らが友達ではないとしたら？
　平井：たぶん，彼女らは友達ではありません。
　治療者：そうです。いいですね。彼女らは友達ではないかもしれません。彼女らが友達でないとしたら，どうして一緒にいるのでしょうか？
　平井：たぶん，彼女らは一緒に働いています。
　治療者：とてもよいですね。私はあなたの2つ目の推測としてそれを書きとめておきますね。[推測の列に「同僚」と書く]

顕著な陽性症状をもつ患者では，他の推測もまた真実となりうるということを彼らに納得させるため，認知的な技法を用いる必要性が生じる可能性が高い。これは，事実と推測の違いを繰り返し伝えること，および上記のアプローチを用いることによって達成できる。たとえば，もし患者が，写真1の女性たちは学生であると推測し，他に推測しようとしない場合，それが事実か推測かを明確化するために，ソクラテス式問答を用いる方法もある。事実は全員が同意するものであるということを繰り返し伝えるのもよい。そして，彼の主張がこの基準を満たすかどうかを検証する実験として，他のメンバーが，彼女たちは学生であるということを事実だと100％信じるかどうか，挙手を求める。他のメンバーが全員一致でこれを支持するというわけではなかったとき，そのこと自体が患者の主張を推測とみなす証拠と考えてもよい。それはすなわち，他の可能性もありうることを意味している。そこでこの時点で，その患者には別の推測を挙げるように求めていく。

## セッション11・12・13の治療目標，具体的テクニック，ヒント

| 治療目標 | テクニックとヒント |
|---|---|
| 社会的状況における事実と推測の違いを理解する | ◆事実と推測の違いを説明する<br>◆この相違を「結論への飛躍」に関連づける<br>◆課題の中で事実と推測を区別することを実践する |
| 写真／ビデオにおける客観的事実と登場人物の関係，思考，感情に関する推測とを区別する | ◆じっくりと課題に取り組む<br>◆ボードに事実と推測を分けて書くことにより説明する<br>◆2つを融合，あるいは混同する患者の反応を修正する |
| 正しい推測と誤った推測を区別するために事実を用いる | ◆患者が，確信度の高い推測と低い推測とを区別できるよう，（セッション9・10で導入した）10点満点のスケールを使用する<br>◆事実とは全員が同意するものであるとグループに知らせる。そのため，異議が唱えられる推測は，ほとんどの人が同意する推測よりも誤っている可能性が高い |

## 第2段階

# セッション14・15－方略3：さらに証拠を集める

**目　標**
賭けゲームを行う中で，以下の能力を伸ばす。
1．曖昧さに耐える
2．さらに証拠を集めることによって推測を改善する
3．推測に対する確信度を判断する
4．それまでの成果に基づいて，賭けやデータ収集の方略を修正する

**教　材**
1．ホームワーク用配布資料「証拠を集める」のコピー
2．（オプション）セッション3で患者が記入し終えている配布資料「他人の立場に立ったらどう感じるか？」のコピー
3．練習パートナー課題（セッション14・15）

## セッションの構成と手順

**チェックイン**：患者それぞれに，感情を表す言葉を使って，今どのように感じているかを言ってもらい，10点満点のスケールでその感情の強さを示させる。また，患者が昨日あるいは一昨日に感じた，今とは異なる感情や気分も特定させる。

**導入**：今後2セッションでは，結論への飛躍を避けるための最後の方略である「さらに証拠を集める」を学び，かつ，この2～3週間で学んできた3つの方略すべてを必要とするゲームを行うということを紹介する。

### 得点形式の20の質問

「20の質問」に似たゲームをすることを**説明する**。

**プレイヤーそれぞれの名前をボードに書いて，名前の下を空欄にしておき，最新の得点を記録する。**

1回ごとにプレイヤーの得点が上下することを除けば，この課題は**20の質問ゲームに似ている。このゲームを開始するときには，治療者が，推測すべき項目は動物，場所，食物類など，どれか決めてそれを宣言する。**

新しい項目ごとに，**患者は交代で治療者にYes/No質問を行う。**各プレイヤーは，持ち点10点でゲームを開始し，Yes/No質問を1つすることで1点を獲得する。**質問した後に**

正解を**推測するオプション**がある。もし，推測を選択したら，プレイヤーは推測に**何点賭けるかを決めなければならない**。プレイヤーは持ち点を超える点は賭けられない。

新しい項目ごとに，同じ手順が繰り返される。

推測する項目は，治療者が選んでもかまわないし，あるいは以下のものを用いてもよい。

・ブルーベリーパイ
・シマウマ
・虫
・ハンバーガー
・映画館

このゲームの目的は，プレイヤーが互いに競うことではなく，自分自身の前回の得点を上回ることである。**個人の得点は，ボードに記録され，毎回更新される**。

**カテゴリーを広くせず，狭いものを選択することが非常に重要である**。たとえば，「食物」というカテゴリーを選べば，大変長いゲームになる可能性がある。より適切なカテゴリーは「ファストフード」あるいは「デザート」であろう。

1回終わるたびに，各メンバーに得点についての振り返りを求め，そのラウンドで各人が使った方略について議論し，どうすれば次ラウンドでそれを改善できるかを明確にすることも求める。特に，正しい推測を行うのに十分な情報を得ないうちに賭けること，利用できる情報が少ないのにあまりに多くの点を賭けることの両方，あるいはいずれかを行うなど，結論への飛躍がみられるプレイヤーには見直しを求める。

**もし，グループに2人の治療者がいるなら，1人は患者と一緒にゲームを行う。この機会を利用して，賭けの方略や質問のしかたや，1回終わるごとの成績に関する評価のしかたの見本を示す**。

以下に，このゲームの1回目の例を示す。

治療者：OK，本間さん，今のはよい推測だったと思います。では，次は別のものを当ててください。今度は，ある食物です。早川さん，あなたの番です。

早川：それは，デザートのようなものですか？［治療者は，ボード上の早川の得点に1点追加する］

治療者：違います。それでは，推測して何点か賭けるか，または先に延ばして，もっと多くの情報が集まるまで待つか決めてください。

早川：ほとんど何もわからないので，先に延ばします。

治療者：おそらく，いい考えでしょう。はい，中西さん，あなたの番です。

中西：それは，野菜のようなものですか？［1点］

治療者：いいえ，それも違います。

中西：へえ，それではわかりません。

服部：ステーキだと思います。

治療者：それは，Yes/No質問ですか，それとも推測ですか？

服部：わかりません。たぶん，推測です。

治療者：さて，もし推測なら，点数を賭けなければいけません．でも，まだかなり早いタイミングなので，たぶん，そうしない方がいいでしょう．さっきのようなとても具体的な「推測質問」をする代わりに，「絞り込む」質問をすることができます．もし推測をしたいのなら，その後にできます．

服部：はい，えーと，それは肉のようなものですか？［1点］

治療者：はい．

服部：ステーキと推測したいです．

治療者：はい，それでは何点を賭けたいですか？　1点から10点でいうと，どのくらい自信がありますか．

服部：100％ステーキだと思います．だから，僕の持ち点をすべて賭けます．

治療者：わかりました．服部さんは全部を賭けています！　服部さん，残念ですが，ステーキは間違いです．それは肉ですが，ステーキではありません．そういうわけで，あなたは11点失いました．［服部の点数から11点を差し引いて，彼の得点は0点になる］

服部：ひどい，ステーキで間違いない，と思ったのに．

治療者：なぜ，間違いないと思ったのでしょう？　はっきりとした事実がありましたか？

服部：はい，野菜でも，デザートでもなかったからです．

治療者：でも，他にもまだ可能性のあるものがたくさんあるでしょう．

服部：えー，そう感じただけです．結論への飛躍をしてしまったと思います．

治療者：私もそう思います．もし，何かを強く思ってしまうと，たくさん情報がないときでも，結論を出さずにこらえるのは難しいかもしれません．結論へ飛躍したくなるのでしょうね．

服部：まあ，そういうことです．

宮田：はい，私の番です．ロールパンにのせて食べるものですか．［1点］

治療者：はい，そうです．

宮田：ふーん，それでもまだ2つくらいのものが考えられます．私は保留にします．

治療者：転ばぬ先の杖，ですね．

宮田：はい，そう思います．


この時点での各プレイヤーの得点は以下のようにボードに書かれています．

| 早川 | 中西 | 服部 | 宮田 |
|------|------|------|------|
| ~~10~~ | ~~10~~ | ~~10~~ | ~~10~~ |
| 11 | 11 | 0 | 11 |

正解が出るまで，この回は続く．

**得点形式の「20の質問」を使用する際の注意点**
- このゲームでよくある難しい点は，患者が，推測にあたるようなYes/No質問をしようとすることである．たとえば，食べ物であって野菜でないことをはっきりさせたら，次の患者は別のYes/No質問をしてよいのだが，実際には「ハンバーガーですか？」と尋ねる可能性がある．このようなことが起きたらその時点で「絞り込みの質問」と「推測質問」の違いを説明する．前者は，可能性のあるものを選択肢のより少ないグループに絞り込むことである．後者の場合は，もし答えがはいであれば，それが答えであり，これ以上の質問はありえない．上の例では，「それは肉ですか？」を代わりに質問すべきである．
- もし，もっとギャンブルの雰囲気を出したければ，チップ，おもちゃのお金など，得点をボード上に集計する代わりになるものを使って進める方法もある．
- グループの人数が多ければ，個人で参加するのではなく，2つのチームを作ってもよい．その利点は，メンバー間の相互作用を増すこと，賭ける前に自分の推測の妥当性についてチームメートと確認できることである．
- より多くの情報を集めることが，いかに推測の更新につながっていくのかを強調するために，各人の順番の前後すぐに，自分で考えた「最善の推測」を記すようにするのもよい．参加者は，ゲームの進行に沿って最善の推測が変化していく様子や，たった1つの質問によってそれがいかに変わりうるかを理解できるだろう．1回のゲームの中での最善の推測を見直し，どんな情報が推測を変えたのかについて議論するようにしてもよい．
- ゲームで利用されている賭けを用いたアプローチを嫌う患者もまれではない．「賭け」を道徳的に受けつけない者もいれば，このように人と競争することで不安を感じる者もいる．治療者は，賭けをしたがらない患者に対しては柔軟に対応するべきである．

セッション14を終える前に，**このゲームが社会的状況やSCITグループの目標にどのように生かされるのかを議論する**．メンバーにこの点に関して何か考えがあるか尋ねる．もしなければ，以下のSCIT技能が今回の課題にどのように適用されているのか，メンバーに説明を求める．
- 結論への飛躍を避ける
- さらに証拠を集めて推測を改善する
- 推測の確信度を判断する
- 賭けるリスクを冒してもよいと思える時期を決定する

## 演習：患者の好き／嫌いに関する 20 の質問

　この課題は，グループの特定の患者の好きなものや嫌いなものを推測するという点で，前の課題とは異なる。各回ごとに，1人のメンバーが，自分が好きまたは嫌いな**食べ物**あるいは**趣味**を選び，好き，嫌いのどちらであるかを指定する。前課題と同様に，他のメンバーは，順に Yes/No 質問を行い，その後でその食べ物あるいは趣味に関する推測を行うオプションがある。参加者は，Yes/No 質問を1つ行うごとに1点を獲得する。以下のやり取りは，このゲームの例である。

　　治療者：石橋さん，次をお願いしていいですか？　好き，または，嫌いな食べ物か趣
　　　　　味を考えつきますか？
　　石橋：はい，やります。1つ考えました。それは，私の好きなものではありません。
　　治療者：本間さんの番ですね。最初の質問をお願いします。
　　本間：食べ物ですか？［治療者はボード上で本間に1点を与える］
　　石橋：いいえ。
　　早川：そうしたら趣味ですね。うーん。外ですることですか？［1点］
　　石橋：いいえ。
　　早川：よし。それは屋内でするものですね。推測します。2点賭けます。TVを見る
　　　　ことだと思います。
　　石橋：いいえ。［治療者は，早川のそれまでの持ち点11点から2点を引き，9点と
　　　　する］
　　早川：あーあ，いいや。中西さん，あなたの番ですよ。
　　中西：わかりません。うーん，誰かと一緒にすることですか？［1点］
　　石橋：そうではありません。
　　中西：うーん。推測しません。
　　服部：何か作ることと関係ありますか？［1点］
　　中西：はい。
　　服部：編み物ですか？
　　治療者：服部さん，ちょっと待ってくださいね。もし，答えが何かと推測するのなら，
　　　　　何点賭けるか決める必要があります。
　　服部：10点。
　　治療者：わかりました。ということは，相当自信があるのですね？
　　服部：はい。それは編み物です。
　　石橋：正解です。答えは編み物です。［治療者は服部の点に10点追加］

　このラウンド後の合計得点は以下の通り。本間：11，早川：9，中西：11，服部：21。セッション15の最後まで，何人かのメンバーとともにこの演習を続ける。

**ホームワーク**

**セッション14の後**
- 患者に配布資料「**証拠を集める**」を記入させる

**セッション15の後**
- セッション16を始めたら，すぐに，参加者1人ずつの日常生活での状況と出来事に焦点を当てて進めることになる旨を伝える。そのため，参加者は，改善したいと思っている自分自身の日常生活での社会的状況について，それを書きとめるか，あるいは少なくとも記憶するように努めるべきである。下記のような状況を含む。
  - ・家族あるいは友人との問題
  - ・知らない人との間で起きた出来事
  - ・予期される対立や人間関係など

## 補充教材

もし，グループ活動の時間を追加できる場合には，治療者の判断のもとに，以下のような演習を行ってみる。

### 演習：今，他人の立場に立ったらどう感じるか？

この演習は，以下のように紹介するとよい。
［自分自身ですでに記入し終えている配布資料「**他人の立場に立ったらどう感じるか？**」が手元に配られている間に］
　2～3週間前のこの配布資料を覚えていますか？　みんなで，1つの情報に基づいて他の人がどんな感情を抱くだろうか，ということを推測しました。さあ，これからそれぞれのストーリーに関する別の情報を手に入れ，その上で以前の推測が変わるかどうかをよく検討しましょう。ここで重要なのは，結論への飛躍の前に多くの情報を集めることの効果を確認することです。

以前取り組んだときに合意が得られた反応が「情報をもとにした最善の推測」であることを強化しながら，配布資料の**各項目を読み**，合意が得られた反応を見直す。それから，追加情報を提供し，リストに加え，登場人物が感じている主たる感情に関する推測を変えたいかどうかを尋ねる（変更後の感情として可能性のあるものは，以下の各項目の後の括弧内に示している）。

**追加情報**

1）川上さんは隣人が車を運転していたことを調べ出した。隣人はいつも彼女の犬が嫌いだと言っていた。（怒り）
2）河野さんの夫は，青いソファーを新しい物に取り替え，彼女は新しいものをずっと気に入ることになった。（喜び，恥）
3）萩原さんは，バスが来ないのは今日が祝日だからだということに気づいた。（喜び，安心）
5）髙山さんは，父とうまくやっていけず，一緒に過ごす時間を嫌っている。（悲しみ，心配，怒り，不快）
7）森本さんは，その男性が，長い間会うことができず寂しく思っていた，大好きな兄であることがわかった。（幸せ）

（4，6はなし）

**この演習の要点を繰り返す**。追加情報を集めることは，状況に関する推測を変えることにつながりうる。私たちは，自分たちの推測を改善するのに役立つ可能性がある新しい情報に常に注意を払うべきである。

**多様性への対処**　統合失調症圏の多くの患者，特に陰性症状が顕著な患者は，記憶，注意，概念形成に障害がある。こうした障害は社会的知識を保持する能力に支障をきたす。20の質問にうまく答えるためには，推測すべき対象に関して新たに呈示された情報を，絶えず，符号化および保持できなくてはならない。グループの構成次第で，こうした認知機能を使うことを強調したり，あるいは弱めたりするために，ゲームの手順を修正しても構わない。

社会認知機能に比べて，神経認知機能への負荷を軽減するためには，ゲームの進行に従って，Yes/No質問から集めた追加情報を1つずつホワイトボードに書き込んでいってもよい。そうすれば，患者はボードを参照することができ，情報を自分の記憶に保持する必要から解放される。

神経認知機能を使うことを強調するためには，ボードに情報を書くことを控え，「20の質問」ゲーム全体を通じて，定期的に参加者が，その時点までに推測する対象についてどんな事実を知っているかを見直すように求める。グループのメンバーが，Yes/No質問から集めたすべての情報（たとえば，それは果物であり，バナナではなく，赤いもの，など）を列挙するように促そう。

## セッション14・15に関する治療目標，具体的なテクニック，ヒント

| 治療目標 | テクニックとヒント |
|---|---|
| 曖昧さに耐える | ◆以下に示す各原則はホームワークを通じて強化されるべきである。<br>・性急な判断をすれば点を失う<br>・目標は他人を打ち負かすことや最高得点を出すことではない<br>・得点できないことの方が失点することよりましである |
| さらに証拠を集めることによって推測を改善する | ◆推測する対象を**絞りこむ**ような Yes/No 質問を考えるように促す<br>◆より多くの情報を得るとともに，「最善の推測」を絶えず更新し続けるよう促す |
| 推測に対する確信度を判断する | ◆以前，確信度を決めるのに使った10点満点スケールの使用を促す<br>◆正しいと強く確信できたら，多くの点を賭け，自信がない場合には少しの点を賭けるように伝える<br>◆ここでは第2段階の用語を使いながら，終始，賭けについてコメントする。<br>・もし，全得点を賭けて，しかも間違いであれば，結論への飛躍を意味する。<br>・もし，もっと証拠を集めれば，推測に対する確信度を高められる<br>・どれくらい賭けるべきかを決めるときには，確かにわかっている事実と，直感あるいは感情に基づく推測とを必ず区別する |
| それまでの成果に基づいて，賭けとデータ収集の方略を修正する | ◆1回ごとに，患者に自分の成績を評価するように求める。失点した患者に焦点を絞る<br>・結論への飛躍をしたか？<br>・賭けるのが早過ぎたか，遅過ぎたか，ちょうどよい時だったか？<br>・「絞り込み」のためのよい質問をしたか？<br>・次回のプレイを向上させるために，何が可能か？<br>◆その後のゲームを通して，それまでの成果に基づいて方略を変える計画を立てたことを思い出させる |

# 第3段階：確認
# (セッション16〜20)

**概観**

　SCITの最終段階では，これまでに学んだ技能を強化し，これらの技能を患者自身の日常生活に適用する。本段階の内容は，このマニュアルの最も重要な部分であると同時に，患者と治療者の両方にとって最も取り組みがいのあるものである。患者は自身の日常生活から，問題の多い対人関係の場面や出来事を紹介するように促されることになる。それから，治療グループは解決方法ブレインストーミングを行い，SCIT技法に基づいて他者との問題を「確認」するための方略を立てる。これらの方略は（「確認プロセス」と呼ばれる）段階的なアプローチの中で用いられ，反復練習されることになる。

**目　標**
1. 陰性感情につながった最近の対人関係上の体験を同定できるようになる
2. 他のメンバーの日常生活において，彼らに苦痛をもたらすような社会的な出来事と密接に関係する事実を，協力し合いながら評価する
3. 人と協力し合いながら推測を「確認」することで，社会的な出来事が関係する陰性感情を軽減できるということをよく理解する
4. 場合によっては，より多くの情報を集めることなく状況を理解することは不可能だと理解する
5. 具体的な社会的状況での推測を確認することができる適切な質問を明らかにする
6. メンバーの日常生活上の出来事に対する確認のロールプレイを行う

**教　材**
1. ビデオ場面 9 〜 13（DVD）
2. DVDプレーヤーとモニター
3. 授業やホームワークで使用する配布資料「**確認の方法**」のコピー
4. ホームワーク用の配布資料「**確認ワークシート**」のコピーを患者ごとに

　　　　　　　数部ずつ
　　　5．具体例として利用する，治療者の日常生活の中で最近問題となった人間関係上の出来事
　　　6．練習パートナー課題（セッション 16 〜 20）

## セッションの構成と手順

　第3段階では，患者の日常生活で実際に起こる社会的な問題に関する構造化された議論にできるだけ多くの時間を費やすべきである。したがって，患者がこのセッションの目的を理解するのにさらなる具体例を必要とする場合に限り，ビデオ場面10 〜 13を使用する。

　**チェックイン**：セッション16でのチェックインでは，これまでどおりのやり方を繰り返すべきである。セッション17からは，確認プロセスで取り組むべき社会的状況を患者の日常生活の中で特定する手段として，チェックインが利用されるべきである。これは，後に記す「チェックインのプロセス」を用いて行われる。

　**第3段階の導入として**，残りのSCITコースの間，日常生活における実際の社会的状況を改善する方法を見つけ出すためにグループがこれまで発展させてきた方略を，メンバーの協働作業の中で使用することになることを説明する。以下の説明が，導入に役立つだろう。

　　もし，あなた方が事実を探し求め，理にかなった推測を行い，何が誰かのせいで起きたことで，何が単なる状況の問題かということをはっきり区別しようと努めるが，それでもなおこれらの問題を解決できず，気分が晴れないとしたら，どうすべきでしょうか？

### 💿 DVD：場面 9

　**ビデオ場面9を見せて，議論する**。ここでは，登場人物が，不快な感情につながる誤解をしている。見終わったら，互いに「確認」を行って，その不快な感情を晴らす。（注：これは，場面1の続き。）話し合いの中で，以下の疑問に取り組む。

1) その状況で何が起こりましたか？（何が事実ですか？）
2) 異なる時点では同じ状況で，登場人物たちはどのように感じていましたか？
3) なぜ彼女らはこのように感じたのでしょう？（彼女らはどんな推測をしましたか？）
4) 誤解がありましたか？
5) その結果はよかったですか，悪かったですか？　どうしてそうなったのでしょうか？

誤解に取り組み，確認を行うことで不快な感情を晴らすことができる，とメンバーが認識できるように議論を方向づける。

## 演習：メンバーと一緒に確認する

メンバーに**配布資料のコピーを2枚ずつ配布する**。

配布資料を参照しながら，治療者自身の日常生活での状況を利用して**確認プロセスの見本を示す**。それから，他のメンバーと一緒にこのプロセスを繰り返す。

確認プロセスは前に行ったホームワークと似ているが，（ビデオ場面の代わりに）患者自身の日常生活に適用され，さらに，4つ目の列に「行動」が加えられることになる。

**確認プロセスは，以下の通りである。**

1) この1週間の間に起こった，陰性感情あるいは誤解のもとになった社会的な出来事について簡潔に話す。
2) ボード上に「事実」，「推測」，「感情」，「行動」の列を作る。
3) その状況の重要な出来事を「事実」の列に要約する。
4) 問題を引き起こした出来事に関して3～4個の推測を列挙し，実例を呈示した本人が最も確信をもっている推測に下線を引く。
5) 各々の推測から生じる可能性のある感情を列挙し，本人がその状況について一番強く感じている感情に下線を引く。
6) グループの他のメンバーから，どれが事実に基づいた最善の推測だと考えるかについて意見を得る。
7) グループでブレインストーミングを行い，不快な感情を和らげる目的で取りうるいくつかの行動を明らかにする。
8) それぞれの行動を実行することの良し悪しをよく検討した上で，一番よい行動を決定する。
9) もし可能なら，治療者の1人とその行動のロールプレイを行う。

**確認の9ステップそれぞれを実行するための提言**
1) 簡潔であること，**最も重要な事実にそって議論すること**の見本を示し，議論の方向づけを行う。
2) 上記説明の通り。
3) 重要な事実を要約するように，例を呈示した人以外のメンバーに促す。そうすることによってグループの関与が確かなものになり，すべてのメンバーが問題に取り組み，それぞれの状況においてよりよいアイデアが得られる可能性が高まる。
4) まず，具体例を呈示した人に1つか2つの推測を挙げてもらい，次に他のメンバーの

推測を引き出していく方法が通常最もうまくいく。治療者は他の患者が挙げたものの他にも可能性の高い推測が残っていると思ったら，その推測に言及すべきである。

5）具体例を呈示した人が以下の情報を提供すべきである。その人に次の質問をするのがよい。「もし［推測1］が正しいとするとどんな気分になるかな？」それからボードにその答えを書き込む。すなわち，平均的な人がこの推測によってどんな感情を抱くかということよりも，むしろその日常生活で推測が生じた本人が抱く感情に関心がもたれる。

> 注：具体例を呈示した人物がどのような推測に対しても陰性感情を感じていないようであれば，**その具体例について話を進めるのは適当でない**。このプロセスの目的は陰性感情を減らすことなので，そのことを説明し，陰性感情が生じない場合は他の例に移る。混乱しているようであれば，急がずに時間をかけて，メンバーが理解しているかどうかを確かめる。

6）1つ1つの推測が正しいという可能性の程度に関するメンバーの考えを引き出すために10点満点のスケールを用いる方法もある。確信度の評価をこのように定量化することで，どの推測が最も確かで，どの推測が最も不確かかというようなことを明らかにできる。表中のそれぞれの推測の隣に点数を書き込む。

7）問題解決に関係する選択肢には，誤解が生じた当事者に会って議論し，解決する方法（すなわち，「確認」）が含まれるべきである。また，**その当事者に会わないという選択肢も含めるべきである**。後者には，状況をより明確にできるような情報を得るために，その出来事について第三者（友人，家族，精神科医療スタッフ）と話すことなども含まれる。**また，常に選択肢の1つとして「何もしない」を入れておくべきである。**（知らない人と妄想に基づいた諍いが起きた時のように）何もしないということが適切な場合もありうる。一方で，何もしないということが，行動を起こすべき個人の事実上の選択肢となることもしばしばである。選択肢の1つとして「何もしない」を入れることで，彼らが選択肢に挙げられた行動を起こさない場合に，「何もしない」という患者の「選択」を検討する機会が，次のセッションで与えられることになる。これは患者自身に説明責任があるとみなすきっかけになるとともに，（次の）ステップ8で良し悪しを評価する際に，すべての要因を考慮に入れることの重要性を示すことにもなる。

8）具体例を呈示した人に，最善と思われる行動の選択肢2つを同定させる。そして，それぞれの選択肢の長所短所を挙げるように求める。**目的は，その人が実際に取りそうな行動を特定することにある。したがって，このステップでは，患者が現実的な判断を行うように手助けすることが重要である**（後の例で，どんな行動をとるべきかということについて，治療者がどのように現実的な行動をとろうと努めているか，ということに注目する）。

患者が現実的な判断ができているならば，動揺しているときでも考え込まずに，**行動を**

**起こすようにさせる**。多くの場合は，何もしないよりも行動した方がよいことを患者が納得できるように手助けする。

9）ロールプレイは，生活技能訓練のためにベラックら（1997）によって開発された，よく定められたガイドラインに従う。具体的には，以下の通りである。

　a. まず最初に，治療者は各々のロールプレイにおいて具体例を呈示した人物の相手役を演じなければならない。
　b. ロールプレイは短めにする（2分以内）。
　c. 各々のロールプレイの後，具体例を呈示した人と他のメンバーの意見を引き出す。このときは，**最初は肯定的なコメントで始める**ようにする。たとえば，「大島さんがロールプレイの中で上手にできたことは何ですか？」と質問する。
　d. 建設的な意見を引き出す際には，次のようなアプローチをとる。「大島さんがもっと上手にやれたのではないかと思うことは何ですか？」
　e. 最初のロールプレイに対して出た意見を取り入れるために，**2回目のロールプレイを行う**。
　f. 患者が，自身の問題についてロールプレイすることを固辞した場合，治療者自らその患者の役を演じてもいいし，他のグループメンバーに演じてもらうように頼んでもかまわない。
　g. 患者が確認ロールプレイの中で，皆と推測を共有するように推奨しよう。患者が自分の確信の乏しさをはっきりと口に出せるようにする。
　　たとえば次のような言い回しを教える。
　　　・「私は，ちょっと推測しているところです，でも，…」
　　　・「私は100％確信しているわけではありません，しかし，…」
　　　・「私が知る限りでは…」
　　　・「私が言えるのは，…」
　　　・「私が思うのにあなたは…といったように聞こえましたが…」

## 架空の例を用いた確認プロセス

　治療者：まず，この1週間のうちに私たちが体験した誤解について話すためのステップが載っている配布資料を手元におもちだと思います。最初に私がやってみますので，その手順がどのように効果を発揮するかがわかると思いますよ。
　　　　　ステップ1から始めます。ステップ1では，私はその状況に関するすべてを皆さんに伝えなければなりません。いいですか，この状況で私がすべきことについて考えていくのに皆さんの助けが必要なので，注意して聞いてください。起きたのはこういうことです。2日前，私は友人の山田さんに電話をして，金曜日に私と一緒に映画へ行ってもらえないかと尋ねました。そのとき彼は忙しく

て話すことができなかったのですが，すぐ後で私に電話すると言いました。彼はまだ私に電話をかけてきていませんし，映画は明日です。私はこの状況に対してちょっと嫌な気分になっています。それに，私はこの状況をどう考えればいいかよくわかりません。

　ではステップ2です。今まで何度もやったようにホワイトボードに表を書きます。[治療者は下記の確認表の例を参照して事実／推測／感情／行動の表を書く] はい，では私がここに書き込むべき，その状況で一番重要な事実は何ですか？

土屋：あの，あなたが友達に電話したことです。

広瀬：あと映画に行くためだったことと，彼が後であなたに電話をかけ直すと言ったことです。[治療者はこれらの事実を書く]

治療者：他には？　彼は後で電話してきましたか？

秋山：してないし，もう2日もたっています。

広瀬：彼の名前が山田さんだってことも言う必要があります。

治療者：その通りですね。これらの事実も追加しましょう。さあ，次は推測と感情の欄に移りましょう。私の最初の推測は，山田さんが私のことを好きじゃないのではということです。彼は本当にさっさと私の電話を切ったし，それからまだ電話をかけてきてくれないのでそう思いました。これが，私が最初にした推測でした。そして，私は今回の出来事でこのことが一番ショックだったので，これに下線を引くことにします。[治療者は表にこの推測を書いて，下線を引く] この推測のために，おそらく私がどんな気持ちになったか，誰かわかりますか？

秋山：たぶん嫌な気持ちになったでしょう。

治療者：その通りです，秋山さん。そう考えて，私は嫌な気持ちになりました。じゃあ私がどんな嫌な気持ちになったかわかりますか？　うんざりしたのか，ひょっとして怒ったのか，それとも悲しい気持ちになったのか？

秋山：たぶん悲しくなった。

治療者：その通りです。悲しいと感じました。実際，その悲しい気持ちがまだ私の中で一番強い感情です。それで，私はこれに下線を引くことにします。でも今，私たちは山田さんが100％私を好きでないと判断できますか？　私たちはそれが正しい推測だと確実に思えますか？　それとも，結論に飛躍している可能性はないですか？

土屋：100％断定はできません。

治療者：その通り。じゃあ，私たちはどうすべきでしょうか？

三宅：もっとたくさん推測をしないと。

治療者：いいことを言いますね，三宅さん。では，山田さんが私に電話してこない理由について，誰か他の推測をできますか？[反応なし]それでは，皆さんが誰かに後で電話をかけ直さないとしたら，どんな理由があるか考えてみてくださ

い。他にどんな理由がありますか？
広瀬：時々，私は忘れてしまいます。
治療者：[推測の列に「忘れた」と書く]いい答えですね，広瀬さん。私もやるべきことを忘れることが多々あります。そして皆さんも知っているように，私がビルに電話をしたとき，彼が本当に忙しかったなら，忘れてしまったということもたぶん納得がいくでしょう。では，彼が忙しかったので電話をかけ忘れたのだとしたら，私はどう感じるでしょう？［反応なし］じゃあ，私はそれでも悲しいと感じるでしょうか？
吉岡：多分ちょっとは。だって彼と映画へ行きたかったから。
三宅：でもすごく悲しいわけじゃないです。だって彼は今でもあなたを好きだから。
治療者：両方ともとてもいい答えです。そして皆さんもわかると思いますが，どちらも正解です。どちらの答えも私が感じる気持ちに当てはまります。[「忘れた」の隣の感情の欄に「たぶん少し悲しい」と書く]。

[ステップ6にとぶ]

治療者：そういうわけで，私たちはいくつかのよい推測を考えついてきました。私が皆さんに話した内容に基づいて考えると，こういった推測をどう感じますか？1つ目の推測について考えてみましょう。山田さんが私を好きではないだろうと思いますか？
秋山：いいえ，それは馬鹿げた考えです。だとしたらなぜ彼があなたの友人でいるのですか。
吉岡：うん，僕もそうは思わないです。
治療者：はい。では，使っている1〜10のスケールで，10はそれが100％事実，1はそれが完全に事実でないという意味だとして，山田さんが私を好きでないというのは何点になりますか？
秋山：2か3。
吉岡：それでは3にしましょう。

[ステップ7にとぶ]

治療者：では，その状況について私はどうしたらいいでしょうか？　私は彼に好かれてなくて悲しいと思っているし，多分ちょっとだけ怒ってもいるでしょう。でも私はこういった嫌な気持ちを消し去りたいのです。
三宅：もう1度山田さんに電話をする。
吉岡：僕は山田さんを知っている誰かにどういう状況になっているのか尋ねるかもしれません。
広瀬：彼に手紙を書けばいい。
治療者：いいですね，今の意見を書いておきましょう。[行動の欄に書く]私は「何もしない」というのも書くつもりです。なぜなら「何もしない」というのはいつでも選択枝の1つですし，それが最善だと思わないとしても，最終的に何もしないと決めざるをえないこともよくあるからです。

さて，私は，どうするのが一番よいかを決められるように，話に出てきたいろいろな考えを実行に移すことのよい点悪い点を慎重に考える必要があります。それは配布資料のステップ8にあります。手紙を書くということは本当にいい考えだと思います。そうすることで私が怒っている理由についてある程度伝えることができるでしょう。私は怒っているということを電話で山田さんに言うのは難しいと思いますし，私はそういうのは得意ではないです。電話で怒るなんてことは私にはできないと思います。でも一方で，私はこの頃本当に忙しかったですし，手紙を書く時間もありませんでした。少なくとも今週は。なので私が手紙を書ける時間がとれるようになる頃には，だいぶ遅くなってしまうでしょう。だから，たとえ一番よい方法が手紙を書くことだと思ったとしても，現実にはできないと思うので，その方法は選ばないでしょう。**私たちが選ぶ行動は，実際にそれを実行できる可能性があるということが重要です。そうでなければ，この練習は役に立ちません。**ということで，私は山田さんに電話をしようと思います。

電話をかけることが正しい行動だと確認するために，これから誰かとロールプレイをしようと思います。私の言ったことが正しいかを確認するために，1，2度これを練習してみます。

2～3回のロールプレイに批評，修正を挟みながら，上記のプロセスを続ける。この治療者が作った表の例を下記に載せる（推測と感情の列は対応していなければならないが，事実と行動の列はそうでないことに注意する）。

**一部記入した確認表の例**

| 事実 | 推測 | 感情 | 行動 |
| --- | --- | --- | --- |
| 映画に行こうと友人に電話をしたら，彼は忙しいので後でかけなおすと答えた | 1) 山田さんは私を好きじゃない（3） | 1) 悲しい | もう1度電話して確認する |
| 彼は電話をしてこなかった。2日たった | 2) 山田さんは忙しくて電話するのを忘れた（7） | 2) ちょっと悲しいかもしれない | 手紙を書く |
| | | | 山田さんが何か問題を抱えているのか，山田さんを知っている人に聞いてみる |

| | | | |
|---|---|---|---|
| 友人の名前は山田 | 3）彼はあまりきちんとした人じゃないのでただ電話するのを忘れた（5） | 3）怒る | 何もしない |
| | 4）山田さんは私に怒っている（3） | 4）困惑する | |

**この課題においてさらに配慮すべきこと**

- グループ全員がこのプロセスに慣れてきたら，治療者はより速やかに進めるように努めなければならない。その理由は次の3つである。第一に，治療者はより多くの状況を取り上げることによって，より多くの患者の手助けを行う必要がある。第二に，患者はこのプロセスを通してより多くの練習を経験できる。第三に，このプロセスは，グループ外でも自分自身で利用できる方略として実行可能なものになる，からである。
- 状況に影響する患者の気分を「事実」としてリストアップしてもよい。患者のその状況に対する解釈に，妄想や他の強い陰性感情が影響していると思ったら，特にその点を聞いておかねばならない。
- リストに挙がった様々な推測によって，患者が実際に見せた，あるいは顔に浮かべたであろう表情を再現する（または想像する）ように，機会があればグループのメンバーに促す。この顔まねは，様々な感情に伴う気分をはっきりさせるために行われる。

## 第3段階で，患者が対人関係の問題を自ら話さない場合はどうするか？

　患者が自身の生活場面の中から，確認に使えるようなうまい状況を思いつけないということはしばしば起こることである。取り上げるべき状況がどういうものかよくわからない，発言しないといけない状況におかれて適当な出来事を思いつけない，あるいは，不安，きまり悪い，妄想的，さもなければ個人的な体験を他の人に話すのが嫌，などの理由で起こる。これらは至極当然の理由であり，治療者もしばしば同様に感じることがある！
　以下に，この問題を解決するための3つのアプローチを示す。

**治療者の日常生活の例を利用する**

　最初に使うべき方略であり，しかも何度も繰り返し利用できる方略は，治療者の日常生

活の例を使うことである。これには，議論すべき適当な社会的状況を例示できること，確認プロセスをリハーサルできること，個人の陰性感情の自己開示をノーマライズする，という多くの利点がある。以下に他の2つのアプローチを示す。

**ヒントを使って個人の体験を引き出す**

　ヒントの使用は，どのような出来事を取り上げるのが適切かわからない参加者や，適切な出来事を思い出すのに苦労している患者に大変効果的である。以下のヒントを使って，確認プロセスに使える患者の最近の日常生活における対人関係の出来事を思い出させることができる。

　　　この1週間で……ことがありましたか？

- 誰かがあなたを無視した
- 誰かがあなたに対して失礼だった
- 誰かがあなたのことを好きではないように感じた
- 誰かがあなたに対してひどく怒っていると思った
- 治療者（医師，セラピスト，カウンセラー）が，あなたの話を聞いてくれなかった，もしくはあなたを助けようとしなかった
- 誰かに不当な扱いを受けた
- 誰かがあなたを怒らせた
- あなたが誰かを怒らせたかもしれない
- あなたがうっかり誰かの気持ちを傷つけた
- 誰かがあなたの気持ちを傷つけた
- 誰かとの間に誤解が生じた

　上記のヒントのどれかに，特定の**時期**や**場所**を関連させて使うことによって，患者の記憶を呼び起こせるかもしれません。

　　あなたが今日ここに来る前に，誰かと話をしましたか？　その中で何か不都合なことはありませんでしたか？
　　昨晩の会合で誰かがあなたの気分を害しませんでしたか？
　　昨夜グループホームでの夕食中に何か動揺するようなことが起こったりしませんでしたか？

　感情をはっきりと表現する言葉を使うことで，対人関係に関する誤解の**感情的な部分**を強調するのもよい。

あなたには，今日，何か繰り返し思い悩んでいること／心配になっていること／頭から離れないことがありますか？

**「チェックイン」プロセスを利用して患者個人の体験を引き出す**

チェックインは，個人的な出来事を他の人に話すことに少し抵抗のある患者や，適切な体験を思い出す気にならない患者に対して，とても効果的である。チェックインでは，日常生活で起きている可能性のある対人関係上の問題を明らかにする手がかりとして，患者の感情を利用する。

第1段階以降，それぞれのセッションのはじめに行ってきたチェックインの1つとして，グループ活動のはじめにこの課題に取り組むことを勧める。抵抗感を最小限にすることに役立つだろう。

**チェックインプロセスは以下の通り。**

下記のステップごとに，全員のところを回り，**1人ずつ回答を引き出してから次の項目に移る**。以下のように，ホワイトボードか模造紙に参加者の回答を記入する。

1) ちょうど今，あなたは「いい気分」，「いやな気分」あるいは「その間のどこか」と感じているでしょうか？ 1～100のスケールで答えるとしたら，よい気分だと思う程度はどれくらいですか？
2) あなたが，いやな気分と感じているなら，あなたがどのように感じているかを1番適切に表現する言葉は何ですか？ あなたがいい気分だが100には満たないと感じているなら，よくないと感じている部分だけを考えてみてください。しばらくの間，どうして100にならないのか，その理由に集中してください。そのよくない感情を表現するのに最適な言葉は何ですか？（その感情に名前をつける助けになるように感情ポスターを参照する）
3) 次にそう感じる理由について考えてください。どういったところからそういう感じが湧いてくるのか，簡単に言ってみてください。
4) その問題には何らかの社会的な側面がありますか？ 他者が関係していますか？

これら4つの質問に対する参加者の回答から，**誰か1人の問題を選び**，その人と一緒に確認プロセスを行う。確認表の「事実」の欄にその人の感情（上記の2）を最初の項目として書き込む。

**ホワイトボードに書かれたチェックインプロセスの例**

| 名前 | 気持ち | 感情を表す言葉 | なぜそう思う？ | 社会的なもの？ |
|------|--------|----------------|----------------|----------------|
| 松浦 | 80 | ちょっと困る | 昼食に何を食べるか決めていない | いいえ |
| 大橋 | 50 | 怒る | 心理士が助けようとしてくれない | はい |
| 馬場 | 25 | 悲しい | 誰も私と友達になりたがらない | はい |
| 栗原 | 60 | 不安 | 今日新しいルームメイトに会う | はい |
| 矢野 | 44 | 妄想 | 人が私を奇妙だと思って見ている | はい |

## 確認に不適当な患者の問題に対処する

　確認プロセスが最も有効に働くのは，対人関係において具体的な誤解や問題が生じ，そのために患者が動揺している場合である。しかし，患者がそうでない状況を呈示することも起こりうる。呈示された例の対人関係に関係する部分を探ることで，この問題に取り組むことができる場合があり，また，SCITが何のために考案されたものかということを患者が理解できていない場合にもこうした問題が起こる。これらの場合，治療者は必ず患者が介入の目的を理解できるように，患者を手助けしながら進めていくべきである。また，確認プロセスが呈示された例に対する援助としてまったく適さない場合は，いつでも率直にそのことを言えるようにしておかねばならない。

　これらのセッション中に，患者が，そのことで援助を求める可能性がある異なるタイプの問題に対応するために推奨されるアプローチを以下に示す。

**非社会的な問題解決が要求される問題**
　例１：「私は仕事が欲しいです，でもみつけ方がわかりません」
　例２：「車が壊れました，でも私はそれを修理するだけのお金をもっていません」

　セッションの時間を最大限確認プロセスに費やすために，治療者は，まずは問題が社会的ではなさそうに思えることに言及し，かつSCITは非社会的な問題の解決に役立つようにはできていないことを患者に思い出させ，その後で患者にSCITグループ以外の人でその問題を相談できる人がいないかどうかを尋ねることにする。ほとんどの場合，これでこと足りる。それから，社会的関係で最近困っていることで，しかも話す気になれるようなことを体験したかどうかを，患者に再度尋ねるのがよい。

　もし患者が非社会的な問題を相談する相手がいないと言うなら，問題を相談する相手がいないということ自体が，確認プロセスに適した対人関係の問題を含んでいると考えてもいいだろう。

### 予期される対人関係への不安

例1:「私の兄は今週末私を訪ねてくる予定です。ほぼ1年兄には会っていません。私は,兄と何を話せばいいのかも,兄が何をしたいのかもわかりません」

例2:「私は自分の薬物治療に問題があると思っています。でも,確信はありません。私は主治医の診察を予約していて,どちらかといえば薬のことを質問したいです。でも先生に何か質問されると私は混乱してしまうのです」

SCITアプローチによると,社会認知の歪みのために,予期される対人関係においても,過去の対人関係と同様のことが起きることがありうる。

しかし,予期される対人関係には,まだ嫌なことは起きていないという利点がある。治療者は,2点重要な違いはあるものの,過去の出来事について適用するのと同様の方法で確認プロセスを利用できる。まず,最初に「推測」の欄を,近く起こる対人関係がどんなふうに進むのかという「予測」の欄で置き換える。第二に,予期される対人関係のロールプレイに費やす時間の割合を,過去の出来事の場合よりも高めに設定する。

### 症状による苦悩

例1:「今日は,人がおかしな目で私を見てきます。それで,私は妄想的になってしまいます」

SCITが有効と思われる精神症状もあれば,そうでないものもある。対人関係上の出来事の認知的歪曲を含んだ陽性症状は,しばしばSCITの一連の手順で扱うことが可能である。こうした陽性症状には,妄想,妄想的信念あるいは疑心,幻聴が含まれる。症状の訴えを確認の話題として受け入れるべきか,あるいはその問題がSCITの範囲を超えているのかを決定するに当たり,治療者自身の判断が必要となる。もちろん患者の病識水準は考慮されるべきであり,注意深い臨床判断がこのような状況の解決方法を決定するのに用いられるべきである。

以下は上記の妄想の例の結果として起こりうる例の表である。

**妄想の訴えにしたがって構成された確認表の例**

| 事実 | 推測 | 気分 | 行動 |
|---|---|---|---|
| 人々が私を風変わりだと見る<br><br>妄想的に感じる | 1) 人々が私を傷つけようと集まっている<br><br>2) 服装と乱れた髪型のせいで私は奇妙に見える<br><br>3) 人は私をおかしな目で見ていない。私の病気が私の妄想を引き起こしている | 1) さらに被害的になる<br><br>2) 自分が不恰好なことが少し不快である，または悲しい<br><br>3) ほっとはするが，病気にだまされたと自分に腹が立つ | 信頼できる友人あるいはSCITグループの仲間の意見を聞く<br><br>私がおかしく見えるか友人に尋ねる<br><br>主治医（精神科）に受診予約をする<br><br>私を風変わりだと見る人々に大声で叫ぶ |

**ホームワーク**

- 各セッションの終わりに，次回セッションでも確認課題を続けることになっていることを伝え，自分が使ってみたい状況を1つか2つ考えてセッションに臨むようメンバーに念を押す。

- **セッション外でも確認ワークシートを利用する**。

  各メンバーに，持ち帰り用の「**確認ワークシート**」（付録B）のコピー数枚を渡す。各セッションの終わりに，セッション外でのワークシートの使用を勧める。メンバーに，自分の日常生活での対人状況を「確認」し，それをグループで共有するために記入し終えたワークシートを持参するように勧める。治療者自身もまた同様の作業を行い，ワークシートの使い方の見本を示すべきである。

  患者本人が，治療者がSCITへの参加状況に関して患者の練習パートナーと連絡を取ることを承諾した場合，その人物と確認ワークシートの目的について話し合う。患者が適切な状況を特定し，ワークシート上に記録できるように練習パートナーに手助けを求める。またSCIT介入の完了後も，こうした方法で患者を援助し続けることを勧める。

## セッション16～20の治療目標，具体的なテクニック，ヒント

| 治療目標 | テクニックとヒント |
|---|---|
| 陰性感情につながった最近の対人関係上の体験を同定できるようになる | ◆患者が適切な状況を特定できるよう手助けするために，具体的な時間と場所に関する質問を用いる<br>◆患者が不快な対人関係上の体験に関連した陰性感情を特定することを援助する確認プロセスを用いる |
| 他のメンバーの日常生活において，彼らに苦痛をもたらすような社会的出来事と密接に関係する事実を，協働で評価する | ◆「確認の方法」シートと表をステップごとに進める<br>◆メンバーが始める前に，治療者が見本を示す |
| 場合によっては，より多くの情報を集めることなく状況を理解することは不可能だと理解する | ◆患者と治療者の日常生活での曖昧な状況を見直す。状況の不確実性を強調する<br>◆患者に，日常生活の状況の確認に努めた結果を報告してもらう。確認は理解を深めたか？ |
| 人と協力し合いながら推測を「確認」することで，社会的出来事が関係する陰性感情を軽減できるということをよく理解する | ◆場面9～13およびメンバー自身の日常生活から呈示された例を用いて確認の有用性を説明する<br>◆治療者の日常生活の例で確認の有用性の見本を示す<br>◆患者がグループ外で確認を行った後に，患者と状況「確認」の効果を議論する |
| 具体的な社会的状況での推測を確認することができる適切な質問を明らかにする | ◆状況が異なれば，異なるテクニックが必要となることを強調する<br>◆異なる質問を用いてロールプレイを行い，その後，質問の効果とその質問によって誤解される可能性について比較する<br>◆何を，どのように言うべきかに関する考えのリストや実際の脚本を各メンバーが作成できるようにする |
| メンバーの日常生活上の出来事に対する確認のロールプレイをする | ◆メンバーがリラックスできるように，ロールプレイの前に尋ねるべき適切な質問を明らかにしておく<br>◆最初は，治療者がロールプレイの見本を示す<br>◆ロールプレイの前にグループ参加のルールについて再度話し合い，敬意と助け合いの重要性を強調する |

# 文　献

American Psychiatric Association (2000). *Diagnostic and statistical manual of mental disorders* (DSM-IV; 4th ed. Text Revision). Washington, DC: Author.

Bellack, A. S., Mueser, K. T., & Gingerich, S. (1997). *Social skills training for schizophrenia: A step-by-step guide*. New York, NY: Guilford Press.

Brenner, H. D., Roder, V., Hodel, B., Kienzle, N., Reed, D., & Liberman, R. P. (1994). *Integrated psychological therapy for schizophrenic patients (IPT)*. Goettingen, Germany: Hogrefe & Huber Publishers.

Brothers, L. (1990). The social brain: A project for integrating primate behavior and neurophysiology in a new domain. *Concepts in Neuroscience, 1*, 27-61.

Carr, L, Iacoboni, M., Dubeau, M., Maziotta J. C., & Lenzi, G. L. (2003). Neural mechanisms of empathy in humans: A relay from neural systems for imitation to limbic areas. *Proceedings of the National Academy of Sciences of the United States of America, 100*, 5497-5502.

Coursey, R. D., Keller, A. B., & Farrell, E. W. (1995). Individual psychotherapy and persons with serious mental illness: The clients' perspective. *Schizophrenia Bulletin, 21*, 283-301.

Dapretto, M., Davies, M. S., Pfeifer, J. H., Scott, A. A., Sigman, M., Bookheimer, S.Y., & Iacoboni, M. (2005). Understanding emotions in others: mirror neuron dysfunction in children with autism spectrum disorders. *Nature Neuroscience, 9*, 28-30.

Hogarty, G. E., Flesher, S., Ulrich, R., Carter, M., Greenwald, D., Pogue-Geile, M., Kechavan, M., Cooley, S., DiBarry, A. L., Garrett, A., Parepally, H., & Zoretich, R. (2004). Cognitive enhancement therapy for schizophrenia. Effects of a 2-year randomized trial on cognition and behavior. *Archives of General Psychiatry, 61*, 866-876.

Horvath, A.O. & Luborsky, L. (1993). The Role of the Therapeutic Alliance in Psychotherapy. *Journal of Consulting and Clinical Psychology, 61*, 561-573.

Horvath, A.O. & Symonds, B.D. (1991). Relation between working alliance and outcome in psychotherapy: A meta-analysis. *Journal of Counseling Psychology, 38*, 139-149.

Kazantzis, N., Deane, F. P. and Ronan, K. R. (2000). Homework assignments in cognitive and behavioral therapy: A meta-analysis. *Clinical Psychology: Science and Practice, 7*, 189-202.

Kinderman, P. & Bentall, R. (1996). Self-discrepancies and persecutory delusions: Evidence for a defensive model of paranoid ideation. *Journal of Abnormal Psychology, 105*, 106-114.

Koren, D., Seidman, L. J., Goldsmith, M., & Harvey, P. D. (2006). Real-world cognitive—and metacognitive—dysfunction in schizophrenia: A new approach for measuring (and remediating) more "right stuff." *Schizophrenia Bulletin, 32*, 310-326.

Lenzenweger, M. F. & Dworkin, R. H. (1996). The dimensions of schizophrenia phenomenology: Not one or two, at least three, perhaps four. *British Journal of Psychiatry, 168*, 432-440.

Middelboe, T., Mackeprang, T., Hansson, L., Werdelin, G., Karlsson, H., Bjarnason, O., Bengtsson-Tops, A., Dybbro, J., Nilsson, L. L., Sandlund, M. and Soergaard, K. W. (2001). The Nordic study on schizophrenic patients living in the community. Subjective needs and perceived help. *European Psychiatry, 16*, 207-214.

Penn, D. L. & Combs, D. (2000). Modification of affect perception deficits in schizophrenia. *Schizophrenia Research, 46*, 217-229.

Penn, D. L., Corrigan, P. W., Bentall, R. P., Racenstein, J. M., & Newman, L. (1997). Social cognition in schizophrenia. *Psychological Bulletin, 121*, 114-132.

Pinkham, A., Penn, D. L., Perkins, D., & Lieberman, J. (2003). Implications of the neural basis of social cognition for the study of schizophrenia. *American Journal of Psychiatry, 160*, 185-194.

Schwarz, A. (1998). Accessible content and accessibility experiences: The interplay of declarative and experiential information in judgment. *Personality and Social Psychology Review, 2*, 87-99.

Silver H., Goodman, C., Knoll, G., & Isakov, V. (2004). Brief emotion training improves recognition of facial emotions in chronic schizophrenia: A pilot study. *Psychiatry Research, 128*, 147-154.

Slade, M., Phelan, M., Thornicroft, G., & Parkman, S. (1996). The Camberwell Assessment of Need (CAN): Comparison of assessments by staff and patients of the needs of the severely mentally ill. *Social Psychiatry and Psychiatric Epidemiology, 31*, 109-113.

# 付録A
SCIT ビデオ場面
SCIT 写真真実シート

# SCIT ビデオ場面

### 場面1（セッション1・2）
　佐藤さんは部屋で腰掛けて書類を読みながら，ペットボトルの飲み物を飲んでいます。彼女は大切な書類にうっかり飲み物をこぼし，自分に腹を立てます。ちょうどその時，松本さんがその部屋に入り，佐藤さんに優しく挨拶します。佐藤さんはまだいらいらしており，ぶっきらぼうに不機嫌な調子で返事します。松本さんは悲しげな表情で，おどおどして部屋を去ります。

### 場面2（セッション6）
　松田さんが事務室のドアの鍵をあけて中に入ると，木山さんがコンピューターを開いているのが見えました。松田さんは自分の事務室なので驚き，うろたえます。彼女が木山さんに問いただすと，木山さんはその場を和ませ，松田さんに自分が事務所にいることは何の問題もないと納得させようとします。松田さんはその返答に納得せず，警備員に知らせるため事務所を離れます。

### 場面3（セッション6）
　ある女性が廊下でもう1人の女性に通りすがりに軽く触れます。2人目の女性がもっていた書類を落とし，最初の女性に腹を立てます。

### 場面4（セッション7）
　住吉さんは携帯電話で友人に，自分は同僚の竹内さんにこれからコンピューターの操作法を教わるところだが，自分は竹内さんを信頼していないと話しています。竹内さんが部屋に入ってきて，住吉さんは電話を切り，電話を机の上に置きます。2人はコンピューターで仕事を始め，その後住吉さんは他の部屋のあるものを確認しなければならないことを思い出します。彼女は携帯電話を素早く手に取り，その部屋を去ります。部屋に戻ったとき，住吉さんは自分の携帯電話をもっておらず，あたりを探しますが，携帯電話は見つかりません。住吉さんは自分の携帯電話を盗んだと竹内さんを責めます。竹内さんは最初驚きますが，住吉さんが自分のことを責め続けると立腹します。そのうち住吉さんは電話が自分のポケットにあることに気づき，きまり悪く感じます。

## 場面 5（セッション 8）

植木さんと八木さんは夕食に何を食べるかを話し合っています。八木さんはハンバーグを提案します。植木さんは「ハンバーグはやめたほうがいい」と言い，もっと軽いものを勧めます。八木さんは彼が自分のことを太っていると思っていると考え，立腹します。植木さんは，それは自分の思いとは違うと言い，八木さんを安心させようとしています。

## 場面 6（セッション 8）

久保さんは本岡さんに電話して，自分は本岡さんの事務所の新しく採用された従業員であると名乗ります。2人は面識がないので，本岡さんは久保さんから電話をもらって驚いています。久保さんは本岡さんに金曜日に一緒に食事をしてお酒を飲まないかと誘います。本岡さんは，自分はお酒を飲まないし，金曜は忙しいと言い，代わりに土曜日を提案します。久保さんは意気消沈し，なかったことにしてください，と言って電話を切ります。青木さんが久保さんの部屋にくると，久保さんは彼女に，たった今本岡さんに「ないがしろにされた」と話します。久保さんは続けて，本岡さんの反応から彼女は自分のことが好きじゃないということがわかったと言います。青木さんはもっとくわしく話すように求め，本岡さんは自分のことが好きでないという久保さんの結論に疑いをもちます。

## 場面 7（セッション 12・13）

堺さんは，待合室のソファーに座っています。河内さんはその部屋に入り，堺さんの隣に座ります。堺さんは時計を何度も見て，時間を気にしているようです。彼女は部屋を出たがっているようです。一方，河内さんはゆったりした気分のようで，ときおり会話しようとします。堺さんはほとんど反応を示さず，ついに部屋を去ります。

## 場面 8（セッション 12・13）

小泉さんは赤井さんの就職面接をしています。小泉さんは手厳しく，ややもするときちんと話を聞いてくれる様子ではありません。彼の質問はぶっきらぼうで時折，やや無情にも感じられます。赤井さんは小泉さんを喜ばせようとしています。小泉さんが「あとでこちらから電話します」と言って面接は終わります。

## 場面 9（セッション 16）

この場面は場面1（「こぼれたジュース」）の続きです。少しして，松本さんが自分のデスクに戻っているところが映され，自分の嫌な気分について独り言を言っています。彼女はこの問題について佐藤さんに立ち向かおうと決心します。松本さんは部屋に戻り，佐藤さんに自分に対して腹を立てたかどうか尋ねます。佐藤さんは，大切な書類に飲み物をこぼしたので腹が立っていただけ，と説明します。彼女たちは誤解を解きます。

### 場面 10（セッション 16 ～ 20）

　横井さんは谷村さんに電話して，公園に一緒に行こうと谷村さんを誘います。谷村さんは，その日は祖母宅に行かなければならないので，行けないと言います。その後，横井さんと谷村さんは玄関で偶然出くわします。横井さんは困惑し，谷村さんが嘘をついたと少し怒ります。谷村さんは最初，自分の嘘をごまかそうとします。とうとう彼女は横井さんに本当のことを打ち明け，午後1人で過ごしたかったが，そう言って横井さんの気持ちを傷つけたくなかった，つまり「罪のない嘘」をついたと説明します。横井さんは納得して，2人はまた今度一緒に過ごすことを約束します。

### 場面 11（セッション 16 ～ 20）

　永田さんと丸山さんは会議用テーブルに座っています。徳山さんがその部屋に入り，驚いたような顔になります。徳山さんは自分がふだん座る席に丸山さんが座っていると指摘します。丸山さんはこれを認めます。徳山さんは期待してしばらく待ちますが，丸山さんは動きません。2人はとうとう，席をめぐって激しい言い争いになり，ついに徳山さんはその部屋を荒々しく去ります。丸山さんはぶつぶつこぼし，永田さんに徳山さんがあれほど頑固とは，いかに世間知らずであるか，いかに付き合うのが大変かということを言います。永田さんは多くは語りませんが，丸山さんに同意しているようです。

### 場面 12（セッション 16 ～ 20）

　武田さんは島本さんに，たった今昇進が決まったところだと伝えます。武田さんは，島本さんを，次の土曜の昇進祝いのディナーパーティーに来るように誘います。島本さんは，土曜日は自分の誕生日であり，数カ月前からパーティーの計画をしてきたため怒ります。島本さんはむっとしており，武田さんに思いやりがなく，わがままであると言います。とうとう武田さんも怒り出し，2人とも怒ったまま別れます。

### 場面 13（セッション 16 ～ 20 の追加場面）

　大沢さんは張本さんに電話し，名乗らないまま気楽に話しています。張本さんは，誰と話しているか本当はわからないのに，わかっているふりをします。彼は相手が誰かがまったくわからず，自分がわからないということを言い出しません。張本さんは大沢さんと会う計画を立てましたが，相手が誰かが依然としてわからないため，電話を切った後も歯がゆい思いをします。彼は，かかってきた電話番号に電話をかけなおし，誰と話していたかわからないということを白状する決心をします。彼はきまり悪く感じていますが，結局，電話をかければ気分がよくなるだろうと考えました。その結果，2人は自分たちの計画通りに進めることを確認します。

# SCIT 写真 真実シート

　以下の写真の表題には，写真が表している感情と写真の表題が示されていることに注意してください。各写真の表題の後に，その場面についてのいくつかの社会的「事実」が並べられています。

### 写真 1（セッション 12・13）喜びー3 人の女性
● 事実：女性たちは大学の友達同士です。立っている女性は他の 2 人の寮の部屋を訪れています。彼女たち 2 人は一緒に雑談していました。立っている女性がちょうど今冗談を言ったところで 3 人は冗談に笑っています。

### 写真 2（セッション 12・13）曖昧ー悪い知らせ
● 事実：この男性は医師で彼は女性に彼女の夫は重症であると伝えています。彼女はその知らせを聞いて気が動転しています。

### 写真 3（セッション 12・13）怒りー言い合い
● 事実：その女性と男性は一緒に事務所で働いています。女性は男性が電話でその会社をだまして金をまきあげる計画を立てていることが耳に入ったこと，さらに，これから上の階にいる上司にそのことを伝えに行くところだということを，たった今男性に伝えました。彼はうろたえて彼女を止めようとしています。彼は，上司に話さないように彼女を説得しようとしています。

### 写真 4（セッション 12・13）喜びー会社員
● 事実：彼女らは一緒に働いている会社員です。彼女らは会議中に，一緒にコンピュータ画面を見ています。画面には左の男性の家族の面白い写真が映っています。

### 写真 5（セッション 12・13）楽しいあるいは曖昧ーバラの贈り物
● 事実：この男性と女性は以前から友人としてお互いを知っています。彼は彼女と交際したいと考えており，彼女にバラをもってきました。彼女は一度も彼のことを恋愛対象として考えたことがなく，友人として仲よくやっていきたいので，気まずく感じています。

### 写真 6 (セッション 12・13) 曖昧ー注目の的
- 事実：この男性は，ニュースで汚染物質の流出に関するインタビューを受けています。彼はその流出を調査するように依頼された科学者チーム（彼の周りに立っている）のリーダーです。彼はその流出が環境へ大きな被害をもたらしているという悪いニュースについて説明しています。

### 写真 7 (セッション 12・13) 怒りー3人の関係者
- 事実：2人の女性は口論をしていました。先ほど男性が部屋に入ってきて，それをやめさせようとしましたが，失敗しました。右側の女性はもう1人の女性にたった今，何かとても侮辱的なことを言ったところです。これで男性は驚き，左側の女性をより立腹させました。

### 写真 8 (セッション 12・13) 心配ー女性
- 事実：この場面は事務所の一室でのことです。従業員間で口論が起きています。彼女の後ろの男性が他の人に向かって意地悪で怒りに満ちたことを言っています。彼女はその論争のために仕事がどうなるのかが心配です。

# 付録B
ホームワーク用配布資料
セッション内配布資料

ホームワーク用配布資料：セッション3

# 他人の立場に立ったらどう感じるか？

　　下記のストーリーを読んでください。それぞれの人物の体験を自分が体験していると想像してみてください。この人物の立場に立ったらそうするだろうと思われる表情をしてみてください。そして，あなたの表情に一番合う感情に○をつけてください。

1) 川上さんはたった今，自分の飼い犬が車に轢かれたと聞いた。

　　　　悲しみ　　驚き　　恥　　怒り　　興奮　　心配

2) 河野さんは自分の部屋にある青いソファーに座るのが大好きだ。彼女が外出中に，夫がそのソファーを捨ててしまった。

　　　　悲しみ　　恐怖　　驚き　　怒り　　嫌悪　　喜び

3) 萩原さんは9時までに仕事に行かなくてはならない。現在8時55分。彼女はまだ，バス停でバスを待っている。

　　　　嫉妬　　驚き　　心配　　喜び　　興奮　　恐怖

4) 岩田さんは母親の財布からお金を盗もうとして見つかった。

　　　　怒り　　悲しみ　　恥　　興奮　　嫌悪　　心配

5) 髙山さんは自然が好きである。彼の父親は，来週末にキャンプ旅行に行こうと言った。

　　　　怒り　　嫌悪　　心配　　興奮　　恥　　恐怖

6) 福井さんは冷蔵庫の奥に腐ってカビの生えた卵を見つけた。

　　　　心配　　悲しみ　　恐怖　　怒り　　嫌悪　　喜び

7) 森本さんが夜遅くベッドで本を読んでいると，1人の男が突然，窓を割って部屋の中に飛び込んできた。

　　　　喜び　　悲しみ　　驚き　　怒り　　興奮　　心配

ホームワーク用配布資料：セッション 4

# 日常生活での感情

それぞれの感情表現が意味するものを定義してください。それから，あなたの日常生活の中で以下のように感じた時の例を挙げてください。また，<u>なぜ</u>そのように感じたのかを書いてください。

## 喜び

喜びの意味は：＿＿＿＿＿＿＿＿＿＿＿＿＿＿＿＿＿＿＿＿＿＿＿＿＿＿＿＿＿＿＿
＿＿＿＿＿＿＿＿＿＿＿＿＿＿＿＿＿＿＿＿＿＿＿＿＿＿＿＿＿＿＿
＿＿＿＿＿＿＿＿＿＿＿＿＿＿＿＿＿＿＿＿＿＿＿＿＿＿＿＿＿＿＿

こういう時に喜びを感じた（例）：＿＿＿＿＿＿＿＿＿＿＿＿＿＿＿＿＿＿＿＿＿
＿＿＿＿＿＿＿＿＿＿＿＿＿＿＿＿＿＿＿＿＿＿＿＿＿＿＿＿＿＿＿
＿＿＿＿＿＿＿＿＿＿＿＿＿＿＿＿＿＿＿＿＿＿＿＿＿＿＿＿＿＿＿

喜びを感じた理由：＿＿＿＿＿＿＿＿＿＿＿＿＿＿＿＿＿＿＿＿＿＿＿＿＿＿＿
＿＿＿＿＿＿＿＿＿＿＿＿＿＿＿＿＿＿＿＿＿＿＿＿＿＿＿＿＿＿＿
＿＿＿＿＿＿＿＿＿＿＿＿＿＿＿＿＿＿＿＿＿＿＿＿＿＿＿＿＿＿＿

## 悲しみ

悲しみの意味は：＿＿＿＿＿＿＿＿＿＿＿＿＿＿＿＿＿＿＿＿＿＿＿＿＿＿＿＿
＿＿＿＿＿＿＿＿＿＿＿＿＿＿＿＿＿＿＿＿＿＿＿＿＿＿＿＿＿＿＿
＿＿＿＿＿＿＿＿＿＿＿＿＿＿＿＿＿＿＿＿＿＿＿＿＿＿＿＿＿＿＿

こういう時に悲しみを感じた（例）：＿＿＿＿＿＿＿＿＿＿＿＿＿＿＿＿＿＿＿
＿＿＿＿＿＿＿＿＿＿＿＿＿＿＿＿＿＿＿＿＿＿＿＿＿＿＿＿＿＿＿
＿＿＿＿＿＿＿＿＿＿＿＿＿＿＿＿＿＿＿＿＿＿＿＿＿＿＿＿＿＿＿

悲しみを感じた理由：＿＿＿＿＿＿＿＿＿＿＿＿＿＿＿＿＿＿＿＿＿＿＿＿＿＿
＿＿＿＿＿＿＿＿＿＿＿＿＿＿＿＿＿＿＿＿＿＿＿＿＿＿＿＿＿＿＿
＿＿＿＿＿＿＿＿＿＿＿＿＿＿＿＿＿＿＿＿＿＿＿＿＿＿＿＿＿＿＿

## 怒り

怒りの意味は：_____

_____

_____

こういう時に怒りを感じた（例）：_____

_____

_____

怒りを感じた理由：_____

_____

_____

## 恐怖

恐怖の意味は：_____

_____

_____

こういう時に恐怖を感じた（例）：_____

_____

_____

恐怖を感じた理由：_____

_____

_____

## 驚き
驚きの意味は：＿＿＿＿＿＿＿＿＿＿＿＿＿＿＿＿＿＿＿＿＿＿＿＿＿＿＿＿＿＿＿
　　　　　　＿＿＿＿＿＿＿＿＿＿＿＿＿＿＿＿＿＿＿＿＿＿＿＿＿＿＿＿＿＿＿
　　　　　　＿＿＿＿＿＿＿＿＿＿＿＿＿＿＿＿＿＿＿＿＿＿＿＿＿＿＿＿＿＿＿

こういう時に驚きを感じた（例）：＿＿＿＿＿＿＿＿＿＿＿＿＿＿＿＿＿＿＿＿
　　　　　　　　　　　　　　＿＿＿＿＿＿＿＿＿＿＿＿＿＿＿＿＿＿＿＿＿＿
　　　　　　　　　　　　　　＿＿＿＿＿＿＿＿＿＿＿＿＿＿＿＿＿＿＿＿＿＿

驚きを感じた理由：＿＿＿＿＿＿＿＿＿＿＿＿＿＿＿＿＿＿＿＿＿＿＿＿＿＿＿
　　　　　　　　＿＿＿＿＿＿＿＿＿＿＿＿＿＿＿＿＿＿＿＿＿＿＿＿＿＿＿＿
　　　　　　　　＿＿＿＿＿＿＿＿＿＿＿＿＿＿＿＿＿＿＿＿＿＿＿＿＿＿＿＿

## 疑心
疑心の意味は：＿＿＿＿＿＿＿＿＿＿＿＿＿＿＿＿＿＿＿＿＿＿＿＿＿＿＿＿＿
　　　　　　＿＿＿＿＿＿＿＿＿＿＿＿＿＿＿＿＿＿＿＿＿＿＿＿＿＿＿＿＿＿＿
　　　　　　＿＿＿＿＿＿＿＿＿＿＿＿＿＿＿＿＿＿＿＿＿＿＿＿＿＿＿＿＿＿＿

こういう時に疑心を感じた（例）：＿＿＿＿＿＿＿＿＿＿＿＿＿＿＿＿＿＿＿＿
　　　　　　　　　　　　　　＿＿＿＿＿＿＿＿＿＿＿＿＿＿＿＿＿＿＿＿＿＿
　　　　　　　　　　　　　　＿＿＿＿＿＿＿＿＿＿＿＿＿＿＿＿＿＿＿＿＿＿

疑心を感じた理由：＿＿＿＿＿＿＿＿＿＿＿＿＿＿＿＿＿＿＿＿＿＿＿＿＿＿＿
　　　　　　　　＿＿＿＿＿＿＿＿＿＿＿＿＿＿＿＿＿＿＿＿＿＿＿＿＿＿＿＿
　　　　　　　　＿＿＿＿＿＿＿＿＿＿＿＿＿＿＿＿＿＿＿＿＿＿＿＿＿＿＿＿

ホームワーク用配布資料：セッション 5

# 表情シート

以下の写真の人たちはどんな感情を抱いているのでしょうか？

1　　　　　　　　　　2　　　　　　　　　　3

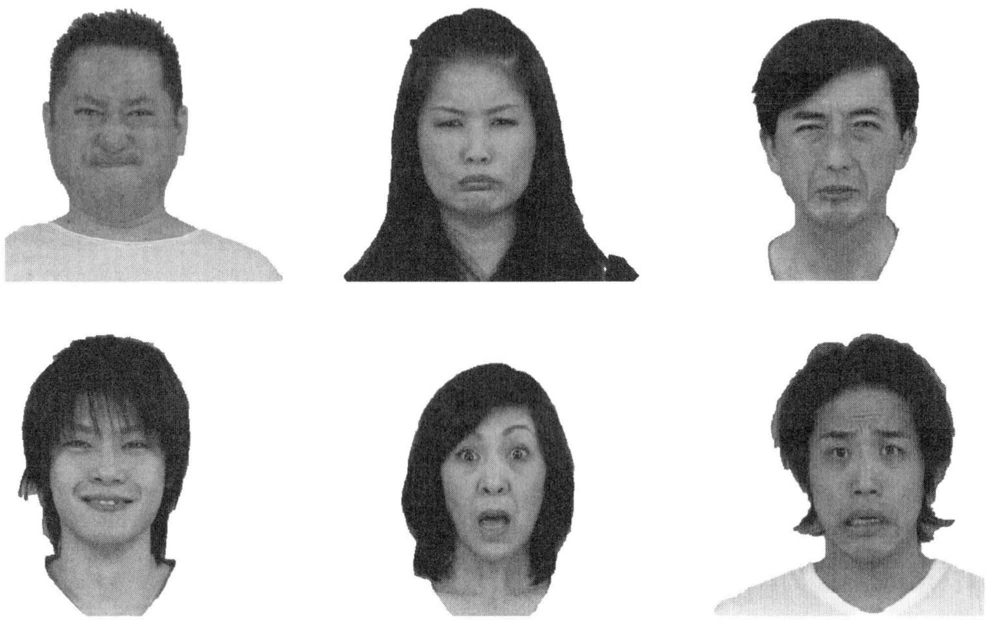

4　　　　　　　　　　5　　　　　　　　　　6

1. _____

2. _____

3. _____

4. _____

5. _____

6. _____

**セッション内配布資料：セッション5**

# 他者の感情を推測する

　教示：それぞれの写真について，人物がどんな感情を示しているのかを判断してください。その後で，推測の確からしさを評価してください。以下の指標を参考にしてください。

　　　　100%　　完全に間違いない。疑いなし
　　　　75%　　強く確信している
　　　　50%　　かなり確か
　　　　25%　　少し信じている
　　　　0%　　まったく不確か。単なる推測

1. 彼/彼女はたぶん＿＿＿＿＿を感じている（〇をつける）。　確信の程度は？：＿＿＿＿％
　　　**喜び　　悲しみ　　恐怖　　怒り　　驚き　　嫌悪　　感情なし**

2. 彼/彼女はたぶん＿＿＿＿＿を感じている（〇をつける）。　確信の程度は？：＿＿＿＿％
　　　**喜び　　悲しみ　　恐怖　　怒り　　驚き　　嫌悪　　感情なし**

3. 彼/彼女はたぶん＿＿＿＿＿を感じている（〇をつける）。　確信の程度は？：＿＿＿＿％
　　　**喜び　　悲しみ　　恐怖　　怒り　　驚き　　嫌悪　　感情なし**

4. 彼/彼女はたぶん＿＿＿＿＿を感じている（〇をつける）。　確信の程度は？：＿＿＿＿％
　　　**喜び　　悲しみ　　恐怖　　怒り　　驚き　　嫌悪　　感情なし**

5. 彼/彼女はたぶん＿＿＿＿＿を感じている（〇をつける）。　確信の程度は？：＿＿＿＿％
　　　**喜び　　悲しみ　　恐怖　　怒り　　驚き　　嫌悪　　感情なし**

6. 彼/彼女はたぶん＿＿＿＿＿を感じている（〇をつける）。　確信の程度は？：＿＿＿＿％
　　　**喜び　　悲しみ　　恐怖　　怒り　　驚き　　嫌悪　　感情なし**

7. 彼/彼女はたぶん＿＿＿＿＿を感じている（〇をつける）。　確信の程度は？：＿＿＿＿％
　　　**喜び　　悲しみ　　恐怖　　怒り　　驚き　　嫌悪　　感情なし**

8. 彼/彼女はたぶん＿＿＿＿＿を感じている（〇をつける）。　確信の程度は？：＿＿＿＿％
　　　**喜び　　悲しみ　　恐怖　　怒り　　驚き　　嫌悪　　感情なし**

9. 彼/彼女はたぶん＿＿＿＿を感じている（○をつける）。　　確信の程度は？：＿＿＿＿％
   喜び　　悲しみ　　恐怖　　怒り　　驚き　　嫌悪　　感情なし

10. 彼/彼女はたぶん＿＿＿＿を感じている（○をつける）。　　確信の程度は？：＿＿＿＿％
    喜び　　悲しみ　　恐怖　　怒り　　驚き　　嫌悪　　感情なし

11. 彼/彼女はたぶん＿＿＿＿を感じている（○をつける）。　　確信の程度は？：＿＿＿＿％
    喜び　　悲しみ　　恐怖　　怒り　　驚き　　嫌悪　　感情なし

12. 彼/彼女はたぶん＿＿＿＿を感じている（○をつける）。　　確信の程度は？：＿＿＿＿％
    喜び　　悲しみ　　恐怖　　怒り　　驚き　　嫌悪　　感情なし

13. 彼/彼女はたぶん＿＿＿＿を感じている（○をつける）。　　確信の程度は？：＿＿＿＿％
    喜び　　悲しみ　　恐怖　　怒り　　驚き　　嫌悪　　感情なし

14. 彼/彼女はたぶん＿＿＿＿を感じている（○をつける）。　　確信の程度は？：＿＿＿＿％
    喜び　　悲しみ　　恐怖　　怒り　　驚き　　嫌悪　　感情なし

15. 彼/彼女はたぶん＿＿＿＿を感じている（○をつける）。　　確信の程度は？：＿＿＿＿％
    喜び　　悲しみ　　恐怖　　怒り　　驚き　　嫌悪　　感情なし

16. 彼/彼女はたぶん＿＿＿＿を感じている（○をつける）。　　確信の程度は？：＿＿＿＿％
    喜び　　悲しみ　　恐怖　　怒り　　驚き　　嫌悪　　感情なし

17. 彼/彼女はたぶん＿＿＿＿を感じている（○をつける）。　　確信の程度は？：＿＿＿＿％
    喜び　　悲しみ　　恐怖　　怒り　　驚き　　嫌悪　　感情なし

18. 彼/彼女はたぶん＿＿＿＿を感じている（○をつける）。　　確信の程度は？：＿＿＿＿％
    喜び　　悲しみ　　恐怖　　怒り　　驚き　　嫌悪　　感情なし

19. 彼/彼女はたぶん＿＿＿＿を感じている（○をつける）。　　確信の程度は？：＿＿＿＿％
    喜び　　悲しみ　　恐怖　　怒り　　驚き　　嫌悪　　感情なし

20. 彼/彼女はたぶん＿＿＿＿を感じている（○をつける）。　　確信の程度は？：＿＿＿＿％
    喜び　　悲しみ　　恐怖　　怒り　　驚き　　嫌悪　　感情なし

セッション内配布資料：セッション5・6

# 注意の方向づけプログラム

　教示：それぞれの写真について，人物がどんな感情を示しているのかを判断してください。忘れずに顔の中心を見てください。また，他の課題同様，回答の確からしさを評価してください。

　　　　100％　　完全に間違いない。疑いなし
　　　　75％　　 強く確信している
　　　　50％　　 かなり確か
　　　　25％　　 少し信じている
　　　　0％　　　まったく不確か。単なる推測

1. 彼/彼女はたぶん＿＿＿＿を感じている（○をつける）。　確信の程度は？：＿＿＿％
　　　**喜び　　悲しみ　　恐怖　　怒り　　驚き　　嫌悪**

2. 彼/彼女はたぶん＿＿＿＿を感じている（○をつける）。　確信の程度は？：＿＿＿％
　　　**喜び　　悲しみ　　恐怖　　怒り　　驚き　　嫌悪**

3. 彼/彼女はたぶん＿＿＿＿を感じている（○をつける）。　確信の程度は？：＿＿＿％
　　　**喜び　　悲しみ　　恐怖　　怒り　　驚き　　嫌悪**

4. 彼/彼女はたぶん＿＿＿＿を感じている（○をつける）。　確信の程度は？：＿＿＿％
　　　**喜び　　悲しみ　　恐怖　　怒り　　驚き　　嫌悪**

5. 彼/彼女はたぶん＿＿＿＿を感じている（○をつける）。　確信の程度は？：＿＿＿％
　　　**喜び　　悲しみ　　恐怖　　怒り　　驚き　　嫌悪**

6. 彼/彼女はたぶん＿＿＿＿を感じている（○をつける）。　確信の程度は？：＿＿＿％
　　　**喜び　　悲しみ　　恐怖　　怒り　　驚き　　嫌悪**

7. 彼/彼女はたぶん＿＿＿＿を感じている（○をつける）。　確信の程度は？：＿＿＿％
　　　**喜び　　悲しみ　　恐怖　　怒り　　驚き　　嫌悪**

8. 彼/彼女はたぶん＿＿＿＿を感じている（○をつける）。　確信の程度は？：＿＿＿％
　　　**喜び　　悲しみ　　恐怖　　怒り　　驚き　　嫌悪**

9. 彼/彼女はたぶん_____を感じている（○をつける）。　確信の程度は？：_____%
　　　喜び　　悲しみ　　恐怖　　怒り　　驚き　　嫌悪

10. 彼/彼女はたぶん_____を感じている（○をつける）。　確信の程度は？：_____%
　　　喜び　　悲しみ　　恐怖　　怒り　　驚き　　嫌悪

11. 彼/彼女はたぶん_____を感じている（○をつける）。　確信の程度は？：_____%
　　　喜び　　悲しみ　　恐怖　　怒り　　驚き　　嫌悪

12. 彼/彼女はたぶん_____を感じている（○をつける）。　確信の程度は？：_____%
　　　喜び　　悲しみ　　恐怖　　怒り　　驚き　　嫌悪

13. 彼/彼女はたぶん_____を感じている（○をつける）。　確信の程度は？：_____%
　　　喜び　　悲しみ　　恐怖　　怒り　　驚き　　嫌悪

14. 彼/彼女はたぶん_____を感じている（○をつける）。　確信の程度は？：_____%
　　　喜び　　悲しみ　　恐怖　　怒り　　驚き　　嫌悪

15. 彼/彼女はたぶん_____を感じている（○をつける）。　確信の程度は？：_____%
　　　喜び　　悲しみ　　恐怖　　怒り　　驚き　　嫌悪

16. 彼/彼女はたぶん_____を感じている（○をつける）。　確信の程度は？：_____%
　　　喜び　　悲しみ　　恐怖　　怒り　　驚き　　嫌悪

17. 彼/彼女はたぶん_____を感じている（○をつける）。　確信の程度は？：_____%
　　　喜び　　悲しみ　　恐怖　　怒り　　驚き　　嫌悪

18. 彼/彼女はたぶん_____を感じている（○をつける）。　確信の程度は？：_____%
　　　喜び　　悲しみ　　恐怖　　怒り　　驚き　　嫌悪

19. 彼/彼女はたぶん_____を感じている（○をつける）。　確信の程度は？：_____%
　　　喜び　　悲しみ　　恐怖　　怒り　　驚き　　嫌悪

20. 彼/彼女はたぶん_____を感じている（○をつける）。　確信の程度は？：_____%
　　　喜び　　悲しみ　　恐怖　　怒り　　驚き　　嫌悪

セッション内配布資料：セッション 6

# 感情推測の更新

　　教示：それぞれの写真について，人物がどんな感情を示しているのかを判断してください。その後で，推測の確からしさを評価してください。以下の指標を参考にしてください。

　　　　100%　　完全に間違いない。疑いなし
　　　　 75%　　強く確信している
　　　　 50%　　かなり確か
　　　　 25%　　少し信じている
　　　　　0%　　まったく不確か。単なる推測

**スライドに映された人物の名前を書いてください：_____**
（注：人物ごとに新しいシートを使う）

1. 彼/彼女はたぶん_____を感じている（○をつける）。　　確信の程度は？：_____%
　　　**喜び　　悲しみ　　恐怖　　怒り　　驚き　　嫌悪**

2. 彼/彼女はたぶん_____を感じている（○をつける）。　　確信の程度は？：_____%
　　　**喜び　　悲しみ　　恐怖　　怒り　　驚き　　嫌悪**

3. 彼/彼女はたぶん_____を感じている（○をつける）。　　確信の程度は？：_____%
　　　**喜び　　悲しみ　　恐怖　　怒り　　驚き　　嫌悪**

4. 彼/彼女はたぶん_____を感じている（○をつける）。　　確信の程度は？：_____%
　　　**喜び　　悲しみ　　恐怖　　怒り　　驚き　　嫌悪**

5. 彼/彼女はたぶん_____を感じている（○をつける）。　　確信の程度は？：_____%
　　　**喜び　　悲しみ　　恐怖　　怒り　　驚き　　嫌悪**

6. 彼/彼女はたぶん_____を感じている（○をつける）。　　確信の程度は？：_____%
　　　**喜び　　悲しみ　　恐怖　　怒り　　驚き　　嫌悪**

**ホームワーク用配布資料：セッション7**

# 疑　　心

　疑心とは，完全には人や状況を信頼できないということを意味する。時には疑心を感じることは理にかなっている（たとえば，もしあなたが夜遅くに真っ暗な路地を歩いていて，叫び声を聞いた場合など）。

　疑心を感じるのが理にかなっていると思われる状況を2つ考え出してください。

1. _____
   _____
   _____

2. _____
   _____
   _____

では，あなた自身の日常生活の中で疑心を感じた状況を思い出してください。

_____
_____
_____

その時，疑心を感じたことはあなたにとって理にかなっていましたか？　_____

あなたは，もっともな理由もなく疑心を感じたことがありますか？

_____
_____
_____

ホームワーク用配布資料：セッション7

# 曖昧な状況

　曖昧な状況とは，誰かが不明瞭なことを言ったり，やったりした場合で，しかもその人物が自分に危害を及ぼす意図をもっているかどうかわからない状況をいう（たとえば，もし知らない男が車であなたに近づいてきて，彼の車に乗らないかと誘われた場合など）。

　他人があなたに危害を加える意図があるかどうかわからないという曖昧な状況を2つ考え出してください。

1. _____
   _____
   _____

　どのくらい疑わしいと感じますか？ 10点満点（1～10）で評価してください。_____

2. _____
   _____
   _____

　どのくらい疑わしいと感じますか？ 10点満点（1～10）で評価してください。_____

あなた自身の日常生活の中で起こった曖昧な状況を挙げてください。
_____
_____
_____

その時あなたは疑わしいと感じましたか？ _____

その時，疑わしいと感じたことはあなたにとって理にかなっていましたか？　それはどうしてですか？ _____
_____

ホームワーク用配布資料：セッション 9・10

# 事実，推測，感情

セッションで行ったように，以下の表をストーリーごとに埋めてください。

1. 今日は中山さんの誕生日。彼は1日中，母親からの電話を待っていましたが，誕生日を祝う母親からの電話はありませんでした。

| 事　実 | 推　測 | 感　情 |
|---|---|---|
|  | ビル：<br><br>メアリー：<br><br>エディ： |  |

2. 藤原さんは，宝くじに当たったことを友達に話しました。しかし，友達は笑顔もなく，祝福もしてくれませんでした。

| 事　実 | 推　測 | 感　情 |
|---|---|---|
|  | ビル：<br><br>メアリー：<br><br>エディ： |  |

ホームワーク用配布資料：セッション 9・10

# 日常生活での出来事についての推測

あなたもしくは他の誰かが経験した、ちょっと不快に感じた出来事を2つ下に書き出してください。お気楽エディなら、そのことについてどんな結論を出すのか考えてみてください。他罰的なビルは、そのことについてどう考えるでしょう？ 自責的なメアリーはどうでしょう？ 自責的なメアリーならどう考えるでしょう？

| 何が起こりましたか？ | お気楽エディ | 他罰的なビル | 自責的なメアリー |
|---|---|---|---|
|  |  |  |  |
|  |  |  |  |

ホームワーク用配布資料：セッション 11・12・13

# 誕生日に何がほしいだろうか？

　以下の文章を読んで，各人物が誕生日に何をほしがっているか推測してみてください。事実を使ってうまく推測してください。答えに○をつけてください。

　各人に対し，なぜ正しいと思ったのか，そしてその答えがどのくらい確からしいか答えてください。セッションで行ったように，まったく自信がなければ 1，非常に自信があれば 10 と答えてください。

1. 伊藤さんは東京でタクシー運転手をしています。彼は自分の仕事を気に入っています。なぜなら，道を覚えたり，近道を見つけたりすることが好きだからです。そして週末には庭仕事をするのが好きです。テレビを見るのは好きではありません。

    伊藤さんは誕生日に何が欲しいでしょう？

    A) テレビ

    B) 髭剃り用のローション

    C) 東京のちょっと凝った地図

    D) 靴 1 足

    理由？：＿＿＿＿＿＿＿＿＿＿＿＿＿＿＿＿＿＿＿＿＿＿＿＿＿＿＿＿＿＿＿＿＿＿

    ＿＿＿＿＿＿＿＿＿＿＿＿＿＿＿＿＿＿＿＿＿＿＿＿＿＿＿＿＿＿＿＿＿＿＿＿＿＿

    確からしさは？（1 〜 10）：＿＿＿＿＿＿＿

2. 太郎さんは学校に通っています。しかし，彼の夢はシェフになることです。彼は毎日午前 8 時半から午後 3 時半まで授業を受けています。放課後は，コンビニエンス・ストアで働いています。彼は時々ボーリングに行きます，というのは，友達がボーリング好きだからです。しかし，太郎さんはボーリングが好きではありません。

    太郎さんは誕生日に何が欲しいでしょう？

    A) ボーリングのボール

    B) 学校で使う電卓

    C) 学校に遅刻しないための時計

    D) 麺をゆでる鍋

    理由？：＿＿＿＿＿＿＿＿＿＿＿＿＿＿＿＿＿＿＿＿＿＿＿＿＿＿＿＿＿＿＿＿＿＿

    ＿＿＿＿＿＿＿＿＿＿＿＿＿＿＿＿＿＿＿＿＿＿＿＿＿＿＿＿＿＿＿＿＿＿＿＿＿＿

    確からしさは？（1 〜 10）：＿＿＿＿＿＿＿

3. ハツエさんは病弱な老女。彼女は1人暮らしで，友達は1人もいません。彼女はかつて読書が好きでしたが，今では目が悪く字が読めません。

　　ハツエさんは誕生日に何が欲しいでしょう？

　　　A）夕食会のための食器セット
　　　B）眼鏡
　　　C）本
　　　D）おしゃれなドレス

　　理由？：＿＿＿＿＿＿＿＿＿＿＿＿＿＿＿＿＿＿＿＿＿＿＿＿＿＿＿＿＿＿＿＿＿＿
　　　　　＿＿＿＿＿＿＿＿＿＿＿＿＿＿＿＿＿＿＿＿＿＿＿＿＿＿＿＿＿＿＿＿＿＿

　　確からしさは？（1〜10）：＿＿＿＿＿＿

4. 鈴木さんは学校の教師。彼は読書とテレビ鑑賞が好きです。週末にはガレージセールに行ったり，自宅の改修をしています。彼の好きな色は黄色です。

　　鈴木さんは誕生日に何が欲しいでしょう？

　　　A）紫色のシャツ
　　　B）太平洋戦争の本
　　　C）商品券
　　　D）ラジオ

　　理由？：＿＿＿＿＿＿＿＿＿＿＿＿＿＿＿＿＿＿＿＿＿＿＿＿＿＿＿＿＿＿＿＿＿＿
　　　　　＿＿＿＿＿＿＿＿＿＿＿＿＿＿＿＿＿＿＿＿＿＿＿＿＿＿＿＿＿＿＿＿＿＿

　　確からしさは？（1〜10）：＿＿＿＿＿＿

ホームワーク用配布資料：セッション 11・12・13

# 一番可能性が高い理由は何？

　以下のそれぞれのストーリーに対して，悪い出来事が起こった理由として可能性があるものをいくつか挙げてください。そして，どの理由が最も可能性が高いか，またそう考えた理由を答えてください。

1. 三浦さんは仕事に遅れそうで走っていましたが，前田さんとぶつかって転びました。そして三浦さんは前田さんに向かって「気をつけろ」と叫びました。

　　三浦さんがぶつかって転んだ理由：

　　どの理由が最も可能性が高いでしょうか？　なぜそう考えましたか？：

2. 陽子さんの母親は陽子さんに洗濯を頼みましたが，陽子さんはしませんでした。母親は怒って，「陽子，今月に入って5回目よ。洗濯をしてほしいときにやってくれなかったのは」と言いました。

　　陽子さんが洗濯をしなかった理由：

　　どの理由が最も可能性が高いでしょう？　なぜそう考えましたか？：

ホームワーク用配布資料：セッション 14・15

# 証拠を集める

　以下の曖昧な出来事について書かれた文章を読んでください。それぞれに対して，真偽を明らかにするための，いくつかの異なる方法を考え出してください。最初のAを例にして考えてください。

A. あなたは友達に電話をかけました。彼女は後でかけ直すと言いましたが，電話はありません。

　　1．彼女に電話をかけて，彼女の電話が故障していないか確かめる。
　　2．彼女に電話をかけて，彼女がかけ直すことを忘れていないか確かめる。
　　3．別の友達に電話をかけて，同じような経験をしたことがないか確かめる。

B. あなたは近所の家の玄関のドアが開けっ放しになっているのを見ました。しかし，彼らの車は玄関先には停まっていません。

　　1．＿＿＿＿＿＿＿＿＿＿＿＿＿＿＿＿＿＿＿＿＿＿＿＿＿＿＿＿＿＿＿＿＿＿＿＿＿
　　　　＿＿＿＿＿＿＿＿＿＿＿＿＿＿＿＿＿＿＿＿＿＿＿＿＿＿＿＿＿＿＿＿＿＿＿＿＿

　　2．＿＿＿＿＿＿＿＿＿＿＿＿＿＿＿＿＿＿＿＿＿＿＿＿＿＿＿＿＿＿＿＿＿＿＿＿＿
　　　　＿＿＿＿＿＿＿＿＿＿＿＿＿＿＿＿＿＿＿＿＿＿＿＿＿＿＿＿＿＿＿＿＿＿＿＿＿

　　3．＿＿＿＿＿＿＿＿＿＿＿＿＿＿＿＿＿＿＿＿＿＿＿＿＿＿＿＿＿＿＿＿＿＿＿＿＿
　　　　＿＿＿＿＿＿＿＿＿＿＿＿＿＿＿＿＿＿＿＿＿＿＿＿＿＿＿＿＿＿＿＿＿＿＿＿＿

C. コーヒーショップであなたに注文を聞きにきた店員が怒っているようにみえます。彼はあなたに一言も話しません。

　　1．＿＿＿＿＿＿＿＿＿＿＿＿＿＿＿＿＿＿＿＿＿＿＿＿＿＿＿＿＿＿＿＿＿＿＿＿＿
　　　　＿＿＿＿＿＿＿＿＿＿＿＿＿＿＿＿＿＿＿＿＿＿＿＿＿＿＿＿＿＿＿＿＿＿＿＿＿

　　2．＿＿＿＿＿＿＿＿＿＿＿＿＿＿＿＿＿＿＿＿＿＿＿＿＿＿＿＿＿＿＿＿＿＿＿＿＿
　　　　＿＿＿＿＿＿＿＿＿＿＿＿＿＿＿＿＿＿＿＿＿＿＿＿＿＿＿＿＿＿＿＿＿＿＿＿＿

　　3．＿＿＿＿＿＿＿＿＿＿＿＿＿＿＿＿＿＿＿＿＿＿＿＿＿＿＿＿＿＿＿＿＿＿＿＿＿
　　　　＿＿＿＿＿＿＿＿＿＿＿＿＿＿＿＿＿＿＿＿＿＿＿＿＿＿＿＿＿＿＿＿＿＿＿＿＿

セッション内配布資料：セッション 16 〜 20

# 確認の方法

　以下のような手順で，あなたが対人関係で，嫌な気分になったり，困惑したりした状況を確認してみてください．

1）グループにその状況を話してください．

2）ホワイトボード上に，**事実**，**推測**，**感情**，**行動**の欄を作ってください．

3）その状況に関する重要な事実を，**事実**の欄に列挙してください．

4）問題を引き起こした原因に関するあなたの推測を，**推測**の欄に列挙してください．
　　あなたが最も可能性が高いと思うものに下線を引いてください．

5）それぞれの推測に対してあなたが抱いた感情を**感情**の欄に列挙してください．
　　あなたが最も強く感じた感情に下線を引いてください．

6）グループが事実に基づく最善の推測と考えられるものについてグループから意見をもらってください．

7）嫌な感情を和らげるために取りうる行動についてグループで検討してください．

8）それぞれの行動について，よい点，悪い点を比較検討して，どの行動がベストであるかを決めてください．

9）決めた行動についてグループでロールプレイをしてください．

10）次週のグループセッションまでに，あなたが決めた行動を実行してください．

ホームワーク用配布資料：セッション 16 〜 20

# 確認ワークシート

| 事　実 | 推　測 | 感　情 | 行　動 |
|---|---|---|---|
|  |  |  |  |

# 付録C
## 練習パートナー課題

# 社会認知ならびに対人関係のトレーニング（SCIT）練習パートナー課題：セッション1・2

　SCITの練習パートナーとして，以下の今週の活動にご参加ください（できるだけたくさん）。グループのメンバーがグループセッションの間に追加の練習を受けることは重要です。この1週間の間にメンバーと連絡を取って，セッションについて質問してください。

1. 今週のSCITのセッションで何を学びましたか？（今週のSCITセッションは，感情，行動，思考がいかに関係しているかに焦点を当てました）。

2. SCITがどのようにメンバーの役に立つか聞いてください。

3. SCIT三角形と各部分について説明するように求めてください。

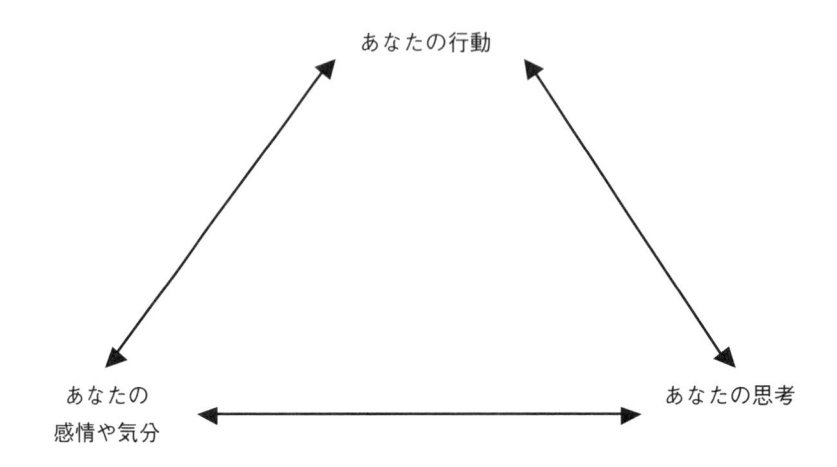

```
              あなたの行動
               ／＼
              ／　＼
             ／　　＼
            ／　　　＼
    あなたの　────────　あなたの思考
    感情や気分
```

# 社会認知ならびに対人関係のトレーニング（SCIT）
# 練習パートナー課題：セッション3

　SCITの練習パートナーとして，以下の今週の活動にご参加ください（できるだけたくさん）。グループのメンバーがグループセッションの間に追加の練習を受けることは重要です。この1週間の間にメンバーと連絡を取って，セッションについて質問してください。

1. 今週のSCITのセッションで何を学びましたか？（今週のセッションは，状況と感情の関連について取り上げました。たとえば，もし財布を失くしたら，悲しい，とか，腹が立つと感じるでしょう）

2. 感情と社会的状況が関連する出来事を2つ挙げて詳しく話すように求めてください。1つはよい出来事，もう1つはいやな出来事としてください。

3. 日中の適当な時間に電話をかけ，その時どんな感情を抱いているか，そしてその理由が何かについて詳しく説明するように求めてください（メンバーは1つの感情を挙げ，それから，その理由となった状況について答えるはずです。たとえば，「私はちょうど面白い映画を観たところなので楽しい気分です」というように）。

# 社会認知ならびに対人関係のトレーニング（SCIT）
# 練習パートナー課題：セッション 4・5

　　SCITの練習パートナーとして，以下の今週の活動にご参加ください（すべてである必要はありませんが，できるだけたくさん）。グループのメンバーがグループセッションの間に追加の練習を受けることは重要です。この1週間の間にメンバーと連絡を取って，セッションについて質問してください。

1. 今週のSCITのセッションで何を学びましたか？（今週のセッションは，8つの基本感情を定義づけることに焦点を当てました。基本感情とは，喜び，怒り，悲しみ，恐れ，嫌悪，驚き，恥，疑心です）

2. 基本感情の1つの表情を作って，メンバーに同定させてください。相手が間違えたら，正答を伝えてください。

3. 一緒に雑誌に目を通し，そこで目にとまった感情を同定してください。

4. メンバーに，それぞれの感情について最も重要だと感じる顔の特徴について尋ねてください。たとえば，喜びはしばしば，満面の笑顔を伴います。

5. メンバーが，配布資料「日常生活での感情」，あるいは「表情シート」を完成できるように手助けしてください。

6. メンバーと，特定の感情に伴う表情の顔まねの練習をしてください（治療者はメンバーに，顔まねをすることで相手が感じている感情を理解するためのさらなる手がかりが得られる，と教えています）。

# 社会認知ならびに対人関係のトレーニング（SCIT）
# 練習パートナー課題：セッション6

　SCITの練習パートナーとして，以下の今週の活動にご参加ください（できるだけたくさん）。グループのメンバーがグループセッションの間に追加の練習を受けることは重要です。この1週間の間にメンバーと連絡を取って，セッションについて質問してください。

1. 今週のSCITのセッションで何を学びましたか？（今週のセッションは，いかに感情は変化するか，そして，状況次第で感情は強くも弱くもなるという認識に焦点を当てました）。

2. 雑誌から人の顔写真を数枚切り抜き，写真の人物がどのような感情を表しているのかをメンバーに同定させてください。

3. 2人の人物が会話しているところを観察して，その間，どんな感情表現が認められるか同定するようにさせてください（あるいは，テレビ番組の場面，音声を消して）。

# 社会認知ならびに対人関係のトレーニング（SCIT）練習パートナー課題：セッション7

　SCITの練習パートナーとして，以下の今週の活動にご参加ください（できるだけたくさん）。グループのメンバーがグループセッションの間に追加の練習を受けることは重要です。この1週間の間にメンバーと連絡を取って，セッションについて質問してください。

1. 今週のSCITのセッションで何を学びましたか？（今週のセッションは，疑心と妄想，に焦点を当てました。メンバーは，妄想を定義でき，しかも妄想的になることが正当化できる場合とできない場合の両方があることが言えるようになっているはずです。）

2. 以下の状況についてメンバーに質問してください。「自分の部屋に戻ったら，見知らぬ人があなたの持ち物をしらみつぶしに調べているのを発見します。この状況で，あなたはどんな感情を抱くでしょうか？　そして，それは正当でしょうか？」

3. その人物が家族だったらどうでしょうか？　感情は変わるでしょうか？

4. メンバーに，この1週間の間に妄想的な気分になったかもしれないと思われる時のことについて，そして実際にはどのように対処したのか，について話すように求めてください。その感情は正当だったでしょうか，それとも正当でなかったでしょうか？

5. メンバーが配布資料**「疑心」**または**「曖昧な状況」**を完成できるように手助けしてください。

# 社会認知ならびに対人関係のトレーニング（SCIT）練習パートナー課題：セッション8

　SCITの練習パートナーとして，以下の今週の活動にご参加ください（できるだけたくさん）。グループのメンバーがグループセッションの間に追加の練習を受けることは重要です。この1週間の間にメンバーと連絡を取って，セッションについて質問してください。

1. 今週のSCITのセッションで何を学びましたか？（今週のセッションは，結論への飛躍に焦点を当てました。メンバーは，妄想を定義でき，しかも妄想的になることが正当化できる場合とできない場合の両方があることが言えるようになっているはずです。）たとえば，上司からのEメール（あるいはヴォイスメール）が届いているのを見て，嫌な知らせだと想像する，などです。

2. メンバーに，結論への飛躍が有用である理由を話させてください。（結論への飛躍は，多くの人にとって，素早く決断する助けになります。）

3. その後で，結論への飛躍が問題になる場合についてメンバーに尋ねてください（適切な判断を下すのに必要なデータや情報が集まらないため，結論への飛躍はしばしば誤りにつながります）。

4. 漫画を見つけて，それを切り抜く。最初のコマを見せて，これから何が起こりそうかを説明するように求めてください。これは結論への飛躍の1例であり，メンバーがこのことをよく理解しているかどうかを確認してください。それから，2コマ目を見せて同様のことを繰り返してください。重要なポイントは，提示するコマが増えるに従って，結末の推測が易しくなっていくことです。

5. あるいは，メンバーに（あなたと一緒に），あなた方が結論に飛躍してしまった時のこと，およびメンバー（とあなたが）が取りえた他の方法について説明させてください。

# 社会認知ならびに対人関係のトレーニング（SCIT）練習パートナー課題：セッション9・10

　　SCITの練習パートナーとして，以下の今週の活動にご参加ください（できるだけたくさん）。グループのメンバーがグループセッションの間に追加の練習を受けることは重要です。この1週間の間にメンバーと連絡を取って，セッションについて質問してください。

1. 今週のSCITのセッションで何を学びましたか？（今週のセッションは，人の行動の理由についての異なる帰属様式に焦点を当てました）。帰属とは，出来事や結果に関する説明です。たとえば，もしあなたが通りで誰かとすれ違い，その人物があなたに微笑みかけたとしたら，あなたは，なぜ微笑んだのだろう，と考えるでしょう（例：あなたが素敵だとその人物は考えている，その人物はあなたを知っている，など）。

2. メンバーに，「自責的なメアリー」，「他罰的なビル」，「お気楽エディー」の性格について説明させてください。自責的なメアリーは，様々な結果について自分自身を責める傾向があります（例：時間通りに小切手を受け取れないのは，おそらく，自分が住所を間違って事務所に教えたからかもしれないと自分を責める）。他罰的なビルは，他者のせいにして責める（例：誰かが妨害したので，小切手を受け取るのが間に合わなかった）。お気楽エディは誰のことも責めず，状況のせいだと考える（例：小切手は時間通りに届かなかったが，他の郵便物と紛れてしまったのかもしれない）。

3. 次のような状況で，それぞれの人物はどのように感じるでしょうか？

   「友達は，私の家に遊びに来ること，夕ご飯を一緒に食べることに同意していたのに，現れない」

   　自責的なメアリーは悲しくて落ち込み，自分自身を責めるだろう。
   　他罰的なビルは腹を立てて，友達を責めるだろう。
   　お気楽エディは気をもんだりせず，何か問題が起きたから，と考えるだろう。

4. ホームワーク用の配布資料**「事実，推測，感情」**を完成させる。

# 社会認知ならびに対人関係のトレーニング（SCIT）練習パートナー課題：セッション11・12・13

　　SCITの練習パートナーとして，以下の今週の活動にご参加ください（できるだけたくさん）。グループのメンバーがグループセッションの間に追加の練習を受けることは重要です。この1週間の間にメンバーと連絡を取って，セッションについて質問してください。

1. 今週のSCITのセッションで何を学びましたか？（今週のセッションは，事実 対 推測，に焦点を当てました）。言い換えると，社会的な状況に直面した場合，次の2つのことを特定することができます。事実（例：誰がいるか，彼らが何を身につけているか，彼らは男性か，女性か，など）と，推測（例：他者の感情あるいは意図を推測すること）です。もし推測が事実に基づいていない場合は，その推測のために結論に飛躍し，厄介なことに巻き込まれることが起こりうるでしょう。

2. 事実とは何でしょう？（あなたが観察でき，多くの人が同意すること）。例：あなたが赤いシャツを着ています

3. 推測とは何でしょう？（推測は，ある出来事が起きたことについての考えうる理由であり，あなたの意見あるいは感情状態かもしれません）。推測は正しいことも，誤っていることもあります。

4. 適切に推測するにはどうしたらよいでしょうか？（適切な推測は，状況についてよく観察した結果に基づいています。よい情報をもつことで，より適切な推測が可能になります）

5. 2人の人物が話し合っているのを遠方から観察しましょう。観察できる事実，話し合っている内容に関する推測はそれぞれ何でしょう？

6. 雑誌から写真を切り抜き，メンバーと一緒に事実と推測をそれぞれ明らかにしてください。

7. メンバーが配布資料「誕生日に何がほしいだろうか？」，または「一番可能性が高い理由は何？」を完成できるように手助けしてください。

# 社会認知ならびに対人関係のトレーニング（SCIT）
# 練習パートナー課題：セッション14・15

　SCITの練習パートナーとして，以下の今週の活動にご参加ください。グループのメンバーがグループセッションの間に追加の練習を受けることは重要です。この1週間の間にメンバーと連絡を取って，セッションについて質問してください。

1. 今週のSCITのセッションで何を学びましたか？（今週のセッションは，証拠を集めるために質問すること，に焦点を当てました。）

2. なぜ質問することが重要なのでしょう？（社会的状況に関する情報を得られるような適切な質問をすることによって，よりよい推測が可能になります）。

3. 質問の練習をさせてください。今日行ったことを思い浮かべてください。メンバーに，その思い浮かべたことを推測させてください。推測のルールは，Yes/No質問を行うことだけが許される，というものです。この課題について，最低2回はメンバーと練習してください。

# 社会認知ならびに対人関係のトレーニング（SCIT）
# 練習パートナー課題：セッション16・17・18

　SCITの練習パートナーとして，以下の今週の活動にご参加ください（できるだけたくさん）。グループのメンバーがグループセッションの間に追加の練習を受けることは重要です。この1週間の間にメンバーと連絡を取って，セッションについて質問してください。

1. 今週のSCITのセッションで何を学びましたか？（これらのセッションは，メンバーが自分の推測の確からしさを調べるべきか否かの判断を迫られる「確認」，に焦点を当てました）。

2. 確認の4つの側面についてメンバーに説明させてください。説明が難しいようであれば，ホームワーク配布資料を利用して，確認のプロセスに関係する側面について話すように求めてください（ここでいう側面とは，事実，推測，感情，行動です）。行動の観点から見ると，1）問題の人物と話をする，2）事情を知っている別の人に尋ねる，あるいは3）何もせずに待つ，から選択することができます。

3. なぜ，確認が，よい社会的関係をもつために重要なのでしょう？（メンバーは，物事が起こる理由を理解することが重要だということに言及すべきです。こうした理解によって，社会的な相互作用に関する結論を導き出したり，陰性感情を最小限に抑えて必要な人との関係をよくすることができるようになります。）

4. もし，確認しないとすると，どんなことが起こりうるでしょうか？ 患者は，1）何も起こらない，2）陰性感情や悪感情のために，人間関係に問題が起こる，3）状況について繰り返し思い悩む，の中のいずれかを挙げる可能性があります。この中で，メンバーが最も取りそうな行動はどれだとあなたは思いますか？ この点についてメンバーはあなたに同意するでしょうか？ もし同意しないとしたら，なぜでしょうか？

　確認しない方がいいのはどのような場合でしょうか？ 通常，感情が高揚していたり，相手が怒っていたり，さしあたって何を言っていいかわからないなどの場合です。

# 付録D
## 忠実性スケール

# SCIT 忠実性スケール

## 各項目のアンカーポイントと説明

　このコード化システムの目的は，社会認知ならびに対人関係のトレーニング（SCIT）プロトコールに関する治療者の遵守度や適正度を評価することです。SCITは，統合失調症の患者さんの社会認知能力を向上することに特化した心理社会的治療です。

　以下に述べる各項目は，SCITの治療者がどの程度プロトコールに沿った治療を行っているかを数量化するものです。治療者は，本マニュアルと対応する評価スケールを用いて，治療プロトコールに対する治療者の忠実性とそれに従って行われる介入の質を評価するように求められます。高い信頼性と妥当性をもってセッションを評価するためには，本マニュアルと以下のコード化マニュアルの両方に精通している必要があります。

　治療者の評価を行うには，下記の各項目に関する説明をご利用ください。

### 1. セッションのオリエンテーションと構成（すなわち，計画表の設定）

　　0＝グループに対してオリエンテーションが行われない（例：治療者は開始の挨拶やオリエンテーションをせずに，話し始める，急にセッション内容について話し出す，突然セッションを開始する）
　　1＝グループに関する情報の一部を提供する（例：メンバーの名前だけは明言するが，グループの名称に触れない，あるいはメンバーに治療目標を知らせない）
　　2＝治療者はセッションに関する完全で適切なオリエンテーションを行う（例：メンバーのグループへの参加を歓迎する，メンバーの名前，グループの名称を明言し，メンバーに治療目標を知らせる）

　　評価基準：セッション1～3で2と評価するには，治療者の名前，グループの名称，グループの治療目標が告げられなければならない。セッション4以降は，グループの名称と治療目標が告げられなければならない。

## 2. 前セッションの活動を復習する

0＝治療者が前セッションの活動に触れない
1＝治療者は前セッションの活動に言及する（例：名前にだけ言及）が，重要な部分や情報について説明しない
2＝治療者は前セッションの活動に言及し，重要な内容を再び取り上げる
N/A＝本セッションは非該当

評価基準：治療者が患者に前セッションについて想起させ，重要な点を詳しく説明したら（主導するのは治療者でも患者でもよい）2と評価する。目標はセッション間の橋渡しをすることにある。

## 3. チェックイン

0＝治療者が，グループメンバーに対して現在の感情の状態や対人関係についてチェックインしない
1＝治療者はメンバー数人に話を聞くが，全員には聞かない，あるいは，治療者が当該セッションに関するチェックイン・ガイドラインに従わない，またはこのいずれか一方
2＝治療者はメンバー全員にチェックインを行い，しかも当該セッションに関するチェックイン・ガイドラインに従っている
N/A＝本セッションは非該当

評価基準：治療者は，マニュアルに記載されているセッションごとのチェックイン・ガイドラインの規定通りに，各メンバーに，以前あるいは現在の調子について尋ねるべきである。メンバー1人ずつに尋ねるべきである。

## 4. ホームワーク

0＝治療者がホームワークに関する振り返りや質問をしない
1＝治療者はホームワークに言及するが振り返りを行わない，あるいは治療者がメンバー数人に質問するだけ（例：8人のうち2人）
2＝治療者がホームワークに関する質問をメンバー全員に行う
N/A＝本セッションは非該当

## 5. セッションの目標，目的，活動に対する忠実性（すなわち，治療者は構造化された活動や推奨される手順に関してマニュアルに従って実行したか）

0＝SCITマニュアルで指定されている活動をまったく行わない

1＝部分的な活動（例：治療者が演習を1つだけしか行わない，あるいは複数行ったとしても不完全）

2＝マニュアルで指定されているすべての活動を包括的に行う（すべての活動と指示に関して，治療者がマニュアルに忠実である）

忠実性は多様な要因に基づいて生じるため，非忠実性の理由を検討する必要がある。0ないし1と評価する場合，当該セッションの文脈を評価し，この逸脱が適切か否かを判断する。

もし0ないし1と評価したら，次にその理由が妥当か否かを判断する。

　適切（例：時間切れ，メンバーの症状が悪化，重大問題の発生，機械の故障）
　不適切（例：グループの事情を勘案しても逸脱を容認できる理由がない）

### 6．行われた介入の質（本項目は，治療についての力量，あるいは，マニュアルによる介入を治療者がどの程度適切に行えたかを評価する）

0＝不良（例：患者に対して，治療者が共感性を欠いて批判的である，冷淡で患者のやる気をなくさせる，あるいはそのどちらか一方である。治療者は適切な技能や技法に習熟しているとは言い難い）

1＝平均的（例：患者に対して，治療者が最小限の共感性しか示さず，めったにその価値を認めず，互いの信頼関係を築く努力も表面的にすぎない。適切な技能や技法の習熟は限定的）

2＝良好（例，治療者は温かく共感的であり，患者と適切な治療同盟を築いている。適切な技能や技法は完全で満足できる）

### 7．現行のセッションに関するホームワーク

0＝治療者はセッションと関連したホームワークを課さず，それに関する説明もしない

1＝治療者はホームワークに言及するが，それをやり遂げる方法に関する情報を与えない

2＝治療者は患者とともにホームワークの説明を行い，議論する

N/A ＝ 本セッションは非該当

評価基準：治療者がホームワークを課し，その解決方法を教示し，患者に生じたいかなる問題も解決する場合に2と評価すべきである。

## 8. 結論と要約

0＝セッションに関するまとめが行われない（すなわち，治療者は突然グループ活動を終わらせてしまうか，重要な点の要約をまったく行わない）。

1＝要約の試みは多少行われるが，内容は曖昧で一貫性を欠く。グループ活動の目標にまったく言及しない。

2＝治療者は，重要な情報といかにそのセッションがグループの目標に焦点づけられているかに関する見直しと要約を行う。主導するのは治療者でも患者でもよい。

評価基準：2と評価するには，治療者やグループの名前，グループの目標が明言されなければならない。

## 9. 技能の維持―感情の同定（この項目は，第1段階で学んだ感情の同定技能を，治療者が継続的に強化することを評価する）

第2，3段階のセッションでのみ評価する：治療者は，患者が感情ポスター，顔まね，顔の手がかりを利用することを促したか？

0＝治療者は感情を同定するための技能の利用を促さなかった。

1＝治療者は不十分にしか技能の利用を促さなかった（例：感情ポスターに言及したが，その利用を促さなかった）

2＝治療者は1つないしそれ以上の同定技能の利用を適切に促した（例：顔まね，感情ポスターの利用を推奨した）

N/A＝本セッションは非該当

評価基準：本項目は，セッション内で感情の同定に関する議論が行われたときだけ評価する。治療者が1つまたはそれ以上の感情同定技能の利用を適切に強化した場合に2と評価する。

## 10. 技能の維持―結論への飛躍を避けるための方略（本項目は，第2段階で学んだ結論への飛躍を回避するための方略を，治療者が継続的に強化することを評価する）

第3段階のセッションでのみ評価する：治療者は，他の推測を考えつく，事実と推測を区別する，さらに証拠を集める，という概念と用語を，確認表を完成することと適切に関連付けたか？

0＝治療者が第2段階の概念/用語を強化しなかった（例：事実と推測の正しい区別化を促さなかった，あるいは，第2段階の概念/用語をまったく利用しなかった。

1＝治療者は，第2段階の概念/用語を最小限に強化しただけだった（例：患者が推

測を事実として表に挙げたときには言及したが，その違いの理解を確実なものにしなかった）

2＝治療者は第2段階の概念/用語を適切に強化した（例：他の推測が考えられるように援助するために，ビル，エディ，メアリーの性格特徴を利用する）

**評価基準**：本項目は，第3段階のすべてのセッションで評価すべきである。他の推測を考えつく，事実と推測を区別する，さらに証拠を集める，のセッションと関連する概念と用語を治療者が柔軟かつ適切に利用しない限り，2に達したとして評価すべきではない。

# SCIT 忠実性評価スケール

主治療者の氏名：＿＿＿＿＿＿＿＿＿＿＿＿＿＿＿＿＿＿＿＿＿＿＿＿

副治療者の氏名：＿＿＿＿＿＿＿＿＿＿＿＿＿＿＿＿＿＿＿＿＿＿＿＿
　　　　　　　評価を受ける治療者の氏名を丸で囲んでください

評価者氏名：＿＿＿＿＿＿＿＿＿＿＿＿＿＿＿＿＿＿＿＿＿＿＿＿

評価日：＿＿＿＿＿＿＿＿＿　　　セッション番号：＿＿＿＿＿＿＿＿

セッションタイトル：＿＿＿＿＿＿＿＿＿＿＿＿＿＿＿＿＿＿＿＿

| 項目 | 得点 |
|---|---|
| 1. セッションのオリエンテーションと構成 | 0　　1　　2　　N/A |
| 2. 前セッションの活動を復習する | 0　　1　　2　　N/A |
| 3. チェックイン | 0　　1　　2　　N/A |
| 4. ホームワーク | 0　　1　　2　　N/A |
| 5. セッションの目標，目的，活動に対する忠実性 | 0　　1　　2　　N/A<br>逸脱は適切だったか？<br>　Yes　　No |
| 6. 行われた介入の質 | 0　　1　　2　　N/A |
| 7. 現行のセッションに関するホームワーク | 0　　1　　2　　N/A |
| 8. 結論と要約 | 0　　1　　2　　N/A |
| 9. 技能の維持―感情の同定 | 0　　1　　2　　N/A |
| 9. 技能の維持―結論への飛躍を避けるための方略 | 0　　1　　2　　N/A |
| 合計得点（注意：N/A は 2 点として計算） | |

| |
|---|
| 得意な領域： |
| 要改善領域： |
| 観察方法： 治療場面　録音テープ　ビデオテープ |
| 治療者に評価内容について伝えた日： |

評価者署名：＿＿＿＿＿＿＿＿＿＿＿＿＿＿＿＿

## 訳者一覧

**池澤　聰**
特定・特別医療法人／社会福祉法人 養和会　養和病院
Yale University, Department of Psychiatry and the Connecticut Mental Health Center

**中込和幸**
独立行政法人　国立精神・神経医療研究センター病院　副院長

**最上多美子**
鳥取大学大学院医学系研究科臨床心理学専攻教授

**兼子幸一**
鳥取大学医学部脳神経医科学講座精神行動医学分野教授

**溝部宏二**
追手門学院大学心理学部准教授

**植田俊幸**
鳥取県保健福祉センター地域支援課長

**曽田ゆかり**
かたやま心の健康クリニック

**長田泉美**
鳥取大学医学部脳神経医科学講座精神行動医学分野

**山田武史**
鳥取大学医学部脳神経医科学講座精神行動医学分野講師

**佐々木夏子**
南部町国民健康保険 西伯病院

### 監訳者略歴

**中込和幸**（なかごめ　かずゆき）
国立精神・神経医療研究センター病院　副院長。1959 年，兵庫県に生まれる。1984 年東京大学医学部卒。1995 年に同大学で医学博士号を取得した。帝京大学講師，昭和大学助教授，鳥取大学教授などを経て，2011 年 4 月より現職。主要な所属学会は，日本精神神経学会，日本臨床精神神経薬理学会，日本自殺予防学会，日本臨床神経生理学会，日本統合失調症学会，日本生物学的精神医学会，日本精神科診断学会，日本薬物脳波学会，うつ病学会，など。主な著書は，『事象関連電位（ERP）マニュアル』篠原出版（共著），『分裂病者の社会生活支援』金剛出版（共著），『臨床脳波と脳波解析』新興医学出版（共著），『思考障害評価法と基礎』新興医学出版（共著），『メンタルクリニックの脳科学』勁草書房（共著），『統合失調症−正しい治療法がわかる本（EBM シリーズ）』研友企画出版，『言語と医学（シリーズ朝倉「言語の可能性」）』朝倉出版（編），など。その他訳書として，『精神分析に別れを告げよう−フロイト帝国の衰退と滅亡』批評社（共訳），『精神障害者の生活技能訓練ガイドブック』医学書院（共訳），『精神分裂病の神経心理学』星和書店（監訳），『精神疾患における認知機能障害の矯正法』星和書店（監訳），などがある。

**兼子幸一**（かねこ　こういち）
鳥取大学医学部脳神経医科学講座精神行動医学分野教授。1985 年東京医科歯科大学医学部卒。1998 年東京医科歯科大学大学院医学研究科を卒業して医学博士号を取得した。国立精神・神経センター武蔵病院，大宮厚生病院，岡崎国立共同研究機構生理学研究所を経て 2003 年から鳥取大学に赴任し，2011 年 7 月より現職にいたる。専門は臨床精神医学，神経生理学，認知神経科学であり，主要な所属学会は日本精神神経学会，日本統合失調症学会，日本精神障害者リハビリテーション学会，日本神経科学会，Society for Neuroscience，などである。

**最上多美子**（もがみ　たみこ）
鳥取大学大学院医学系研究科臨床心理学専攻教授。2003 年ニューヨーク大学教育学部大学院応用心理学科カウンセリング心理学専攻で Ph.D. を得た。著者メダリア博士のもとで Cognitive Remediation Specialist として訓練を受けた。米国で精神病院や福祉施設勤務，関西福祉科学大学大学院社会福祉学研究科心理臨床学専攻助教授を経て，2007 年から現職。
主要な所属学会は，American Psychological Association，日本心理学会，日本心理臨床学会。主な著書は，『Asian American mental health：Assessment theories and methods』New York, Kluwer Press（共著），『発達臨床心理学ハンドブック』ナカニシヤ出版（共著），などがある。その他訳書として，『『精神疾患における認知機能障害の矯正法』臨床家マニュアル』星和書店（監訳），『新しいスーパービジョン関係—パラレルプロセスの魔力』福村出版（監訳）がある。

◇

【「表情変化過程」「他者の感情を推測する」「注意の方向づけプログラム」撮影協力】
山田　寛　日本大学文理学部心理学科・教授
鈴木竜太　日本大学文理学部情報科学研究所・研究員
吉田宏之　日本大学文理学部人文科学研究所・研究員

【「SCIT ビデオ場面」・「SCIT 写真」撮影協力】
尾方文　佐々木敏恵　高倉恵　諸見秀太

## 著者略歴

**デイビッド・ペン（David L. Penn, Ph.D.）**
博士（臨床心理学）。ノースカロライナ大学心理学科教授，精神科准教授，臨床トレーニングプログラム副主任，を兼任している。一貫して，早くから統合失調症のスティグマ，認知リハビリテーション，社会認知の問題に取り組み，数多くの論文，著書を出版し，また数多くの賞を受賞している。とくに近年は，本書で取り上げた社会認知のトレーニングプログラムであるSCITの開発者として知られ，現在はその効果に関する臨床研究のほか，初発エピソード精神病に対する心理社会的介入など，幅広い分野で活躍している。

**デイビッド・ロバーツ（David L. Roberts, Ph.D.）**
博士（臨床心理学）。2010年より，テキサス大学ヘルスサイエンスセンター，精神医学講座，統合失調症関連分野の助教として勤務。同時にサウステキサス退役軍人健康保険制度オーディ・マーフィ記念病院に心理士として勤務している。2008年に，デイビッド・ペン氏の指導のもと，ノースカロライナ大学で博士号を取得し，その後エール大学を経て現職。デイビッド・ペン氏とともにSCITの開発，効果研究に深く関わり，数多くの地域，施設でSCITの指導，トレーニングに携わっている。将来を嘱望されている若手の研究者である。

**デニス・コームズ（Dennis R. Combs, Ph.D.）**
博士（臨床心理学）。2009年より現職のテキサス大学タイラー校の准教授として勤務している。学生時代より数多くの賞を受賞。デイビッド・ペン氏に師事し，13年間にわたって社会認知に関する研究に従事してきた。同領域で45を超える論文を発表し，数多くの業績を残している。現在も統合失調症や妄想性障害患者にみられる様々な社会認知障害を理解し，特徴を明らかにし，改善することを目指した研究を続けている。

---

### 社会認知ならびに対人関係のトレーニング（SCIT）治療マニュアル

2011年10月17日　初版第1刷発行
2015年2月6日　初版第2刷発行
2019年2月21日　初版第3刷発行

著　者　デイビッド・ロバーツ　デイビッド・ペン　デニス・コームズ
監訳者　中込和幸　兼子幸一　最上多美子
発行者　石澤雄司
発行所　㈱星和書店
　　　　〒168-0074　東京都杉並区上高井戸1-2-5
　　　　電話　03（3329）0031（営業部）／03（3329）0033（編集部）
　　　　FAX　03（5374）7186（営業部）／03（5374）7185（編集部）
　　　　http://www.seiwa-pb.co.jp
印刷・製本　株式会社 光邦

Printed in Japan　　　　　　　　　　　　　　　　ISBN978-4-7911-0789-6

・本書に掲載する著作物の複製権・翻訳権・上映権・譲渡権・公衆送信権（送信可能化権を含む）は㈱星和書店が保有します。
・[JCOPY]〈(社)出版者著作権管理機構 委託出版物〉
本書の無断複製は著作権法上での例外を除き禁じられています。複製される場合は，そのつど事前に(社)出版者著作権管理機構（電話03-3513-6969，FAX 03-3513-6979, e-mail：info@jcopy.or.jp）の許諾を得てください。

# 「精神疾患における認知機能障害の矯正法」臨床家マニュアル

A・メダリア、N・レヴハイム、T・ハーランズ 著
中込和幸、最上多美子 監訳
B5判　124p　3,500円

統合失調症の社会的転機は、陽性症状や陰性症状より認知機能障害に左右される。精神疾患における認知矯正療法は、認知機能そのものの改善を目指して開発された心理社会的治療である。本書では、認知矯正療法の一つであるNEAR（neuropsychological educational approach to cognitive remediation）を取り上げている。NEARでは、コンピューターとゲームを用いて、患者の動機づけを高めることに成功している。本書では、様々なケースや具体的な場面が多く取り上げられ、そうした理論の実践方法や、幅広い精神科臨床に役立つコツがふんだんに取り入れられ、これから精神科臨床に携わろうとする若手医師の教育にも大変有用である。NEARを実践することは、臨床を学ぶことである！

## 主な目次

はじめに／認知矯正療法の原則／認知矯正プログラムのセットアップ／患者の紹介を受けて行うべき作業／インテークと評価／治療計画／具体的な認知機能障害の治療方略／適切なソフトウェアの選択／治療の各段階について／プログラムの評価／症例提示／課題へのアプローチの仕方に関する解析／転帰研究：NEARは有効か？

発行：星和書店　http://www.seiwa-pb.co.jp　価格は本体（税別）です

## 向精神薬の薬物動態学
基礎から臨床まで

加藤隆一 監修　鈴木映二 著
B5判　256p　3,800円

向精神薬の薬物動態の知識を、基礎から臨床場面における実態・問題点まで含めて解説したテキスト。

---

## 過感受性精神病
治療抵抗性統合失調症の治療・予防法の追求

伊豫雅臣、中込和幸 監修
A5判　92p　1,800円

統合失調症の多くを占めるドパミン過感受性精神病の機序、予防法、治療法を提唱する。

---

## モデルで考える精神疾患

ピーター・タイラー、デレック・スタインバーグ 著
堀 弘明 訳
四六判　392p　2,800円

精神疾患の主要4モデル（疾患・精神力動・認知行動・社会モデル）を学び、精神科臨床の実践に役立てる。

---

発行：星和書店　http://www.seiwa-pb.co.jp　価格は本体（税別）です

## 臨床家がなぜ研究をするのか
精神科医が20年の研究の足跡を振り返るとき

糸川昌成（東京都医学総合研究所）著
四六判　248p　1,900円

統合失調症治療に希望をもたらすカルボニルストレスの発見など、臨床家である著者の20年に及ぶ統合失調症研究の軌跡。

---

## 統合失調症が秘密の扉をあけるまで
新しい治療法の発見は、一臨床家の研究から生まれた

糸川昌成（東京都医学総合研究所）著
四六判　132p　1,400円

医師主導治験により統合失調症の新しい治療法の確立をめざす。

---

## 我々の内なる狂気
統合失調症は神経生物学的過程である

ロバート・フリードマン 著　鍋島俊隆 監訳
四六判　336p　2,600円

脳と心の2つの視点から、統合失調症を探る。

---

発行：星和書店　http://www.seiwa-pb.co.jp　価格は本体（税別）です

WFSBP（生物学的精神医学会世界連合）版

## 双極性障害の生物学的治療ガイドライン：躁病急性期の治療

Heinz Grunze 他著　山田和男 訳　B5判　80p　1,600円

躁病治療の基本をおさえEBMを実践するうえで、日常臨床に欠かせない一冊。WFSBPのガイドライン。

---

WFSBP（生物学的精神医学会世界連合）版

## 双極性障害の生物学的治療ガイドライン：双極性うつ病急性期の治療

Heinz Grunze 他著　山田和男 訳　B5判　72p　1,600円

生物学的精神医学会世界連合（WFSBP）が、科学的エビデンスに基づいて治療法に推奨グレードを付け、体系的に解説した実用的なガイドライン。

---

WFSBP（生物学的精神医学会世界連合）版

## 単極性うつ病の生物学的治療ガイドライン第I部：大うつ病性障害の急性期と継続期の治療 2013年改訂版

Michael Bauer 他著　山田和男 訳　B5判　128p　2,000円

大うつ病性障害への精緻な治療戦略を解説した実用的ガイドライン。

---

発行：星和書店　http://www.seiwa-pb.co.jp　価格は本体（税別）です

## クロザピン100のQ&A
治療抵抗性への挑戦

藤井康男 編集　村上 優、来住由樹、榎本哲郎 編集協力
A4判　320p　5,000円

100のQ&Aからクロザピンの特徴を満遍なく紹介し、その真価に迫る！

## 臨床精神神経薬理学テキスト 改訂第3版

日本臨床精神神経薬理学会専門医制度委員会 編
B5判　536p　8,600円

臨床精神神経薬理学の基本となる知識を網羅。臨床精神神経薬理学専門医取得を目指す医師必携。

## 精神病性うつ病
病態の見立てと治療

コンラッド・M・シュワルツ、エドワード・ショーター 著
上田 諭、澤山恵波 訳
A5判　336p　3,800円

精神病性うつ病をひとつの疾患概念としてとらえ、歴史的概念から病態と診断、治療までを詳述。

発行：星和書店　http://www.seiwa-pb.co.jp　価格は本体(税別)です

## 精神病かな？と思ったときに読む本
認知行動療法リソース・ブック

アンソニー・P・モリソン他 著　菊池安希子、佐藤美奈子 訳
四六判　304p　2,000円

統合失調症による奇妙な体験を理解し、対処するのに役立つ認知行動療法を身につける。

## 命令幻聴の認知行動療法

サラ・バーン、マックス・バーチウッド他 著
菊池安希子 監訳・訳　朝波千尋、岩﨑さやか他 訳
A5判　232p　2,800円

統合失調症の命令幻聴に対する認知療法マニュアル。

## 妄想・幻声・パラノイアへの認知行動療法

ポール・チャドウィック、マックス・バーチウッド他 著
古村 健、石垣琢麿 訳
A5判　304p　2,900円

認知行動療法の適用を、統合失調症へと広げる。

発行：星和書店　http://www.seiwa-pb.co.jp　価格は本体（税別）です

## 統合失調症の早期発見と認知療法
発症リスクの高い状態への治療的アプローチ

P・フレンチ、A・P・モリソン 著　松本和紀、宮腰哲生 訳
A5判　196p　2,600円

認知療法による早期介入アプローチのスタンダード。

---

## 集団認知行動療法実践マニュアル

中島美鈴、奥村泰之 編
関東集団認知行動療法研究会 著
A5判　212p　2,400円

集団認知行動療法（集団CBT）の臨床最前線。

---

## 統合失調症100のQ&A
苦しみを乗り越えるために

リン・E・デリシ 著　功刀浩、堀弘明 訳
四六判　272p　1,800円

統合失調症を平易に正しく理解するためのQ&A100集。

---

発行：星和書店　http://www.seiwa-pb.co.jp　価格は本体(税別)です